Buchinger

Buchinger-Heilfasten

D1664235

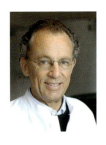

Der Autor

Dr. med. Andreas Buchinger gehört zur dritten Generation der Familie Buchinger und führt die seit über 90 Jahren bestehende Klinik Buchinger in Bad Pyrmont. Dort erlebt er Tag für Tag die beeindruckenden Effekte des Fastens: „In unseren Gemeinschaftsräumen geht es sehr ausgelassen zu, man merkt, dass alle viel Freude an ihrem Fastenerlebnis haben. Es entstehen immer wieder bereichernde Kontakte unter den Fastenden und unser ‚Tee des Tages' ist jeden Tag ein besonderes Highlight für alle."

Danksagung

Danken möchte ich Herrn Dipl. oec. troph. Hans-Helmut Martin, „Fachberater in Ernährungsprävention UGB", seit 1990 Dozent und Organisationsleiter an der UGB-Akademie im Bereich Ernährung, Fasten, Senioren und Bewegung/Entspannung und Mitglied der Ärztegesellschaft Heilfasten und Ernährung e. V. für seinen Beitrag. Mein ganz besonderer Dank aber gilt Petra Jansing aus Rhede, die mich und unsere Klinik seit vielen Jahren – zunächst als Patientin, und bis heute in ihrer Funktion als PR-Beraterin – begleitet. Sie hat mit ihren Ideen und Texten die Grundlage für die Entstehung dieses Buches geschaffen. Danken möchte ich auch Herrn Dipl. oec. troph. Andrea Chiappa, Leiter der dfa, für die Durchsicht des Manuskriptes und für seine Änderungsvorschläge.

Dr. med. Andreas Buchinger

Buchinger-Heilfasten

Mein 7-Tage-Programm für zu Hause

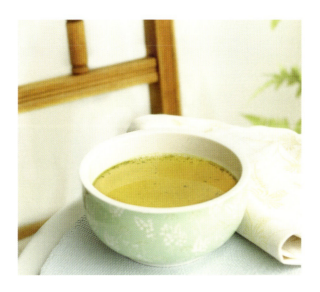

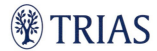

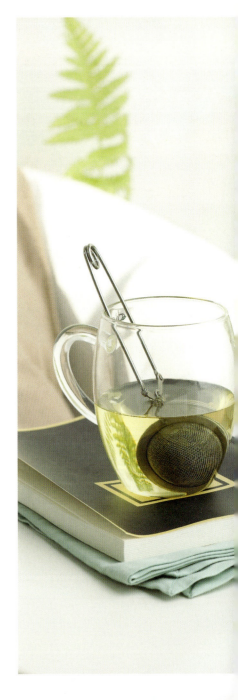

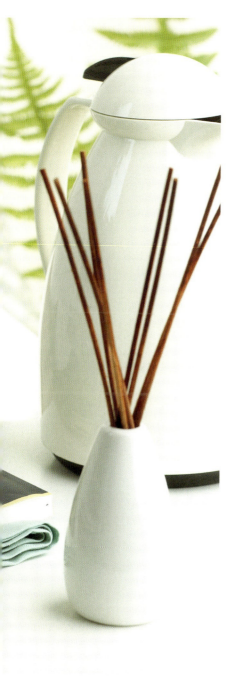

Liebe Leserin, lieber Leser,

Sie möchten gern etwas ändern? Sie wissen, dass Sie sich oft ungesund ernähren? Sie würden gern schlanker sein? Sie fühlen sich oft – vor allem nach reichlichem Essen – schlapp? Sie trinken zu viel Kaffee/Alkohol oder essen zu viele Süßigkeiten? Sie bewegen sich zu wenig?

Viele Menschen werden hier mehrfach „ja" antworten, denn in unserer westlichen Überflussgesellschaft wird einem überreichliche, ungesunde Ernährung leider sehr leicht gemacht. Gepaart mit dem Bewegungsmangel, der häufig durch die Arbeitsbedingungen verursacht wird, entstehen Übergewicht und diverse Gesundheitsrisiken.

Heilfasten ist eine bewährte Methode, um diese ungute Entwicklung zu stoppen. Wenn Ihnen bei dem Gedanken daran gleich der Magen knurrt, weil Sie meinen, hungern zu müssen, kann ich Sie beruhigen. Heilfasten hat nichts mit hungern zu tun! Beim Buchinger-Heilfasten, um das es in diesem Buch geht, trinken Sie täglich Tee mit Honig, Wasser, Gemüsebrühe, Obst- und Gemüsesäfte. Sie nehmen so jeden Tag rund 450–500 kcal zu sich. – Das ist wesentlich weniger, als Sie verbrauchen. Ihr Körper stellt sich in kurzer Zeit auf einen Fastenstoffwechsel um, bei dem er seine Energie aus Ihren Fettreserven nimmt. Da es in der Entwicklungsgeschichte des Menschen immer wieder Zeiten knapper Nahrung gab, ist das Fastenprogramm im Körper gespeichert. Jeder Mensch hat also die „Software zum Fasten an Bord". Sie werden erstaunt sein, dass alles wie von selbst geht, wenn Sie sich an die Anleitungen im Buch halten. Ihr Körper kann nämlich von Natur aus fasten. Nur Ihr Kopf muss es eventuell wieder lernen (und dazu dieses Buch lesen).

Heilfasten wirkt wie ein „Reset" auf unseren Körper, es gibt einen starken Impuls an die Selbstheilungskräfte. Natürlich ist es auch eine Methode zum Abnehmen. Aber Sie werden feststellen, dass sich eine Fülle positiver

Wirkungen einstellen kann, die keineswegs nur mit dem Gewicht zusammenhängen. Ich möchte Sie daher einladen und ermutigen, auch die Erfahrung, ja die Herausforderung einer Fastenwoche zu wagen. Dabei begleitet Sie dieses Praxisbuch durch die Vorbereitungszeit, die Fastentage und die Aufbautage nach dem Fasten. Eine Fastenwoche kann eine Auszeit vom Alltag für Körper, Geist und Seele sein, eine Begegnung mit sich selbst, eine Schulung in Achtsamkeit und eben auch ein Neustart in ein gesünderes, bewussteres Leben. Fasten nach Buchinger hat eine über 90-jährige Tradition und ist heute aktueller denn je. Neueste Studien belegen seine heilende Wirkung.

Heilfasten kann bei vielen Krankheiten lindernd oder heilend wirken. Längeres Fasten und therapeutisches Fasten sollten allerdings nur unter engmaschiger ärztlicher Betreuung und Aufsicht oder stationär in einer spezialisierten Klinik erfolgen. Die Fastenwoche nach Buchinger, wie sie hier beschrieben wird, ist nur für nachweislich gesunde Menschen geeignet. Sie sollte zu Hause auch auf keinen Fall länger als eine Woche fasten.

Finden Sie heraus, welcher Luxus gerade Verzicht sein kann. Vertrauen Sie Ihrem Körper und der Weisheit der Natur. Die Fastenwoche wird Ihnen guttun und Sie sich und der Natur wieder ein Stück näher bringen.

Herzlich
Ihr
Andreas Buchinger

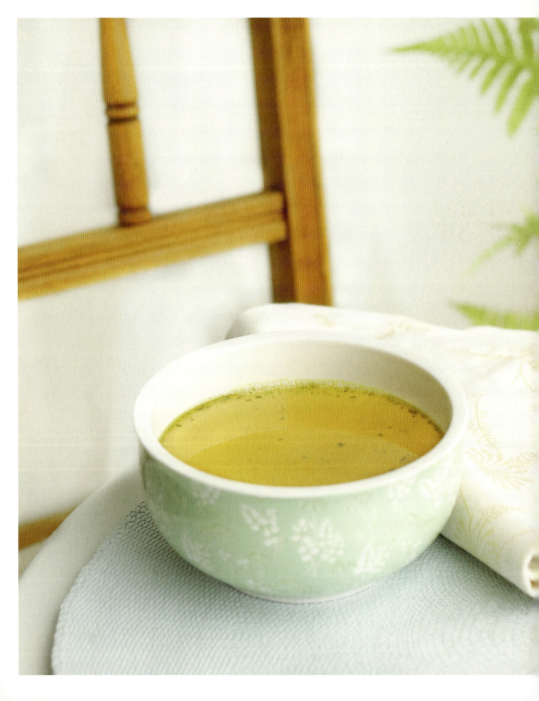

Die Basics zum Buchinger-Heilfasten

Obwohl Fasten eigentlich etwas vollkommen Natürliches ist, erscheint der Gedanke, für eine Weile ohne Essen auszukommen, für viele anfänglich befremdlich und auch beängstigend. Lesen Sie also zunächst wie Buchinger-Heilfasten funktioniert, wie es auf den Körper wirkt und wie Sie sich die positiven Effekte zunutze machen können.

Fasten in Zeiten des Überflusses?!

Die Supermarktregale sind immer voll. Wir können aus einer Fülle an Lebensmitteln auswählen. Wo wir gehen und stehen, gibt es etwas zu essen. Doch das war nicht immer so.

Erst seit ca. 50 Jahren leben wir in dieser Nahrungsmittel- und Ess-Überfülle. Bezogen auf die Evolution der Menschheit über Millionen von Jahren ist das noch nicht einmal der Bruchteil einer Sekunde. Und damit beginnt unser Problem. Denn unsere „Software", die unseren Stoffwechsel bestimmt, stammt noch aus der Urzeit. Und in der Entwicklungsgeschichte der Menschheit ging es immer darum, auch bei Nahrungsknappheit zu überleben. Unser gesamter Körper ist darauf programmiert, Reserven anzulegen – für mögliche schlechte Zeiten, in denen es nur wenig oder gar nichts zu essen gibt. Unser Organismus hat sehr effektive Strategien entwickeln, um Reserven anzulegen und sie in Mangelzeiten zu nutzen. Dabei wird die Energie aus der Nahrung überwiegend in Form von Körperfett gespeichert. Daneben gibt es noch einen kleinen Kohlenhydratspeicher in der Leber und der Muskulatur (Glykogen), diese Zuckervorräte reichen aber nur einen Tag zur Versorgung. Deswegen kann auch eine gewisse Menge an Eiweiß zur Energiegewinnung genutzt werden. In überwiegendem Maße werden jedoch Fettvorräte sozusagen als „Treibstoffreserve" angelegt, weil dies wesentlich ökonomischer ist, als das Speichern von Kohlenhydraten (Zuckern).

Fettreserven für „Notzeiten"

Die ausgeklügelten Stoffwechselsysteme und Enzyme funktionieren nach wie vor in gleicher Weise wie in der Steinzeit: Sie legen unter allen Lebensumständen Vorräte („Treibstoffreserven") für Notzeiten an. Egal, wie viel oder wenig wir essen, unser Körper ist immer bestrebt, Fettreserven für Notzeiten anzulegen. Und da wir heutzutage meist viel mehr essen, als wir verbrauchen, verfetten wir regelrecht. Diese „Körperverfettung" kann zu zahlreichen ernährungsabhängigen Krankheiten – die auch das Leben gefährden – führen: Dem Übergewicht folgen oft Bluthochdruck und Typ-2-Diabetes. Da diese Erkrankungen nicht wehtun, bleiben sie oft jahrelang unbemerkt.

Und auch unser Essverhalten ist oft „maßlos". Wir essen nicht nur, wenn wir wirklich hungrig sind. Wir essen, weil wir gerade Appetit (= Lust) auf etwas haben. Appetit wird leider oft mit echtem, das Überleben sicherndem Hunger verwechselt! Oder wir lassen uns durch den Duft aus der Bäckerei oder aus der Würstchenbude verführen. Wir essen, weil wir uns langweilen, oder weil wir gestresst sind, oder weil wir gefrustet oder genervt sind, weil wir traurig sind … Es gibt viele Gründe, warum wir etwas in uns „hineinstopfen". Nur selten ist es echter Hunger, der anzeigen würde, dass unser Körper tatsächlich Nahrung braucht. Damit essen wir deutlich mehr, als wir zur Deckung des lebensnotwendigen Energiebedarfs

bräuchten. Wir überfluten unseren Körper also mit Nahrungsenergie. Und wie Sie jetzt wissen, kann der Körper gar nicht anders, als diese Energie in Fettdepots anzulegen.

Unser Körper rechnet damit, dass auch an Nahrung knappe Zeiten auf uns zukommen. Eigentlich ist es nur logisch, diese Fastenzeit, die im Laufe der Menschheitsgeschichte bisher immer von außen vorgegeben wurde, jetzt – in Zeiten des ständigen Überflusses – selbst zu initiieren. Gerade wenn die äußeren Umstände zu Maßlosigkeit und Völlerei verleiten, brauchen wir Fastenzeiten. Fasten ist heute wichtiger denn je. Es dient nicht nur dazu, überflüssige Fettreserven abzubauen, sondern es wirkt wie eine Verjüngungskur. Oder computertechnisch ausgedrückt: Fasten ist ein Reset, danach laufen die „Programme" wieder wie ursprünglich vorgesehen. Es wirkt auf allen Ebenen des Körpers. Viele sagen nach dem Fasten, dass sie sich „wie neu geboren" fühlen.

Fasten tut dem Körper gut

Wer fastet, „reinigt" und regeneriert quasi seinen Körper. Eine Fastenkur „säubert" nicht nur den Darm, sondern

auch das Bindegewebe sowie die Organe, Blutgefäße und Gelenke. Ist die Nahrungsaufnahme weitestgehend gestoppt, greift der Körper auf seine eigenen Reserven zurück: Fett, Kohlenhydrate und Eiweiß. Körpereigene Bestände (an Fett) werden verstoffwechselt, „Giftstoffe" (Abbauprodukte, Stoffwechselzwischen- und -endprodukte, aus der Umwelt in unsere Körper gelangende Substanzen usw.) nach und nach abgebaut und ausgeschieden. Dabei unterscheidet der Körper sehr genau zwischen überflüssigem Ballast und lebenswichtigen Strukturen, die dabei nicht angegriffen, sondern sogar besonders geschützt werden. Bestimmte überschüssige Substanzen, die sich durch die Überernährung angesammelt haben, werden ausgeschieden. Diese Stoffe/Substanzen werden plakativ auch als „Schlacken" bezeichnet, die während des Fastens über Darm, Nieren, Haut und Atmungsorgane entsorgt werden. („Schlacken" ist kein medizinischer Fachausdruck, sondern nur eine Metapher für die vielen Vorgänge beim Fasten.) Man sagt deshalb auch, dass Fasten „entschlackend" wirkt.

Fasten hat unzählige positive Wirkungen auf unseren Körper, die nicht nur fühlbar sind, sondern sich auch messen und nachweisen lassen. Während ein Mensch fas-

WICHTIG

Die körperlichen Fastenwirkungen

- Der Cortisolspiegel (Stresshormon) sinkt.
- Der Insulinspiegel sinkt, was zu sehr vielen positiven Wirkungen führt.
- Der Blutdruck sinkt. Das ist eine große Entlastung für die Arterien, nicht nur bei Menschen mit Bluthochdruck!
- Das Körpergewicht sinkt.
- Der Appetit lässt nach – das allein erleichtert sehr.
- Das Wachstum neuer Fettzellen lässt nach.
- Die Speicherung von Fett in den Fettzellen lässt nach.
- Die Blutfette, insbesondere die Triglyzeride (neben dem Cholesterol ein wesentlicher Faktor für Herz-Kreislauf-Erkrankungen!), sinken auf Normalwerte.
- Die in einen (unnötigen!) Diabetes mellitus Typ 2 mündende Insulinresistenz (= Unempfindlichkeit gegenüber körpereigenem Insulin) lässt messbar nach. Auch das entlastet den Körper ungemein!

tet, sinkt zum Beispiel die Konzentration von Stresshormonen im Blut und es kommt zu einer verbesserten Wirkung des Glückshormons Serotonin. Ebenso wird die Insulinproduktion herabgesetzt, was dem Körper insgesamt eine nicht zu unterschätzende Erleichterung bringt (siehe Kasten).

Die dem Körper innewohnende „Weisheit der Natur" (aus der Evolution stammend) steuert die fastenbedingten Abläufe in sehr positiver und gut organisierter Weise. Menschen, die zum ersten Mal fasten, sind manchmal überrascht, wie natürlich der Körper sich auf das Fasten einstellt. Es liegt eben tatsächlich in seiner Natur. Für unseren Körper sind Fastenzeiten „normal". Im Fastenzustand wird quasi eine „Firewall" aufgebaut, die gesunde und lebensnotwendige Strukturen des Organismus schützt.

Der Körper schaltet auf Fettverbrennung um

Richtig durchgeführtes Fasten ist ein geniales Stoffwechseltraining des Fett- und Energiehaushaltes! Beim Fasten stellt der Körper seinen Stoffwechsel um. Vereinfacht ausgedrückt kann man sagen, dass er den Schalter von „Fettspeicherung" auf „Fettverbrennung" umstellt. Dabei gibt es eine festgelegte Reihenfolge, nach der der Körper seine Energiereserven einsetzt. Zunächst greift er auf die Kohlenhydratvorräte der Leber zurück. Diese sind nach dem Entlastungstag und dem ersten Fastentag bereits weitgehend erschöpft. Während einer kurzen Übergangszeit werden nun neben Fett (Triglyzeride) aus dem Fettgewebe rasch verfügbare Eiweiße aus dem Verdauungstrakt, der Leber und schließlich in geringem Maße auch aus der Muskulatur in Zucker (Glukose) umgebaut. Dieser Zucker steht nun zur Energiegewinnung als Brennstoff zur Verfügung. Das ist quasi ein von der Natur eingerichteter „Recycling-Mechanismus".

In der folgenden Phase wird dann die Energie zunehmend aus den Fetten des Fettgewebes gewonnen. Fett ist von nun an der Hauptbrennstoff. Einen Teil der mobilisierten Fette bauen Leber und Nieren um zu sogenannten Ketonkörpern. (Das sind Säurekörper, die sich während des Fastens auch im Urin nachweisen lassen.) Gehirn- und Nervenzellen nutzen nun die Ketonkörper anstelle der Glukose zur Energiegewinnung. So kommt es zu einem wesentlichen „Eiweiß-Sparme-

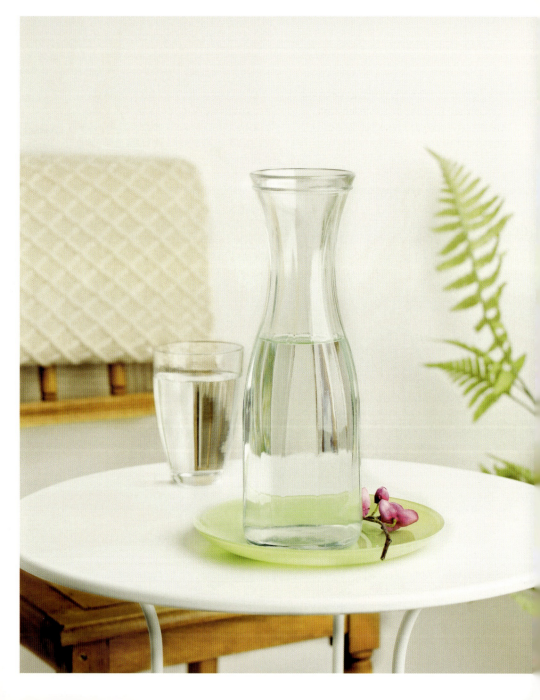

chanismus". Da die Nervenzellen nun weniger auf Glukose angewiesen sind, muss auch weniger Eiweiß in Glukose umgebaut werden.

Sport und Bewegung unterstützen die positiven Effekte

Bewegung und körperliches Training fördern diesen Eiweißspareffekt. Muskelmasse, die der Körper braucht, baut er nicht ab. Das zeigt z. B. eine Studie an über 1000 Fastenpatienten, die bis zu vier Wochen gefastet haben. Dabei haben die Fastenden ein gut durchdachtes, moderates Bewegungs- und Sportprogramm absolviert. Und sie wurden vor und nach der Fastenkur umfassend untersucht. Die Muskelkraft (Arme, Beine, Rumpf) konnte durch das Training während des Fastens sogar erhöht werden, im Durchschnitt um fast 50 Prozent. Und

der Herzmuskel? Es gibt Fastenkritiker, die behaupten, Fasten würde den Herzmuskel angreifen. Aber das Gegenteil ist der Fall. Die Leistungsfähigkeit des Herzmuskels kann man durch eine Ausdauerleistung sehr gut feststellen. Tatsächlich war diese am Ende des Fastens sogar um 20 Prozent angestiegen. Fazit dieser Studie: Fasten, das methodisch richtig durchgeführt wird und mit einem angepassten Bewegungsprogramm kombiniert ist, führt sogar zu mehr Muskelkraft und höherer Leistung des Herzmuskels.

Sie sehen: Lebenswichtige Strukturen wie Muskeln und Herz werden durch das Fasten nicht angegriffen, sondern sogar besonders geschützt und gefördert. Und das ist mittlerweile wissenschaftlich bewiesen! Man kann das mit der Computer-Firewall vergleichen. Alle gesunden und vitalen Strukturen des Organismus werden geschützt.

Gesünder essen nach dem Fasten

Die Fastenzeit ist eine Zäsur, die viele fehlgeleitete Entwicklung in unserem Stoffwechsel wieder in die richtigen Bahnen lenkt. Es ist ein Neuanfang, nachdem Sie Ihr Essverhalten nachhaltig verändern können. Sie werden feststellen, dass Sie

nach dem Fasten Ihre Bedürfnisse auch viel sensibler spüren als vor dem Fasten, zum Beispiel, ob Ihr Körper etwas braucht und wann Sie satt sind. Wenn Sie sich zusätzlich weiterhin regelmäßig und ausreichend bewegen, wird das während des Fastens abgebaute Fettgewebe auch nicht wieder aufgebaut. Je mehr Muskelmasse Sie haben, desto höher ist Ihr sogenannter Grundumsatz, also der Energieverbrauch in Ruhe.

Nach dem Fasten ist der ideale Zeitpunkt für eine Ernährungsumstellung, die Ihren Körper mit allem versorgt, was er braucht, ihn aber nicht mit überflüssigen Kalorien belastet. In dieser Aufbauphase stellt sich der Körper langsam wieder auf die Ernährung durch feste Nahrung von außen um. In dieser sensiblen Zeit stellen Sie die Weichen für Ihre zukünftige gesunde Ernährung. Zum Beispiel ist es sehr wichtig, langsam zu essen und sorgfältig zu kauen – das ist bereits ein Teil der Verdauungsarbeit. Je besser Sie dieses neue Essverhalten einüben, desto leichter fällt es Ihnen, es langfristig beizubehalten.

In der Aufbauphase nach dem Heilfasten findet wiederum eine Stoffwechselumstellung mit einem Neuaufbau von Eiweißbausteinen und Eiweißkörpern statt. Der Körper befüllt wieder seine Glykogenspeicher und auch der Darm füllt sich wieder. Allein durch diese Vorgänge legt man in der Aufbauphase maximal 2 Kilo zu. Diese Gewichtszunahme ist also völlig natürlich und notwendig und es handelt sich keineswegs um eine Zunahme an Fettgewebe!

Sie sehen: Der Organismus geht mit seinen Energiespeichern außerordentlich ökonomisch und differenziert um, ganz im Sinne einer Schonung lebenserhaltender Strukturen und Reserven des Körpers. Buchinger-Heilfasten ist also im Grunde nichts anderes als angewandte Physiologie, nämlich die Lehre und Kenntnis von den normalen Lebensvorgängen im Körper.

Heilfasten nach Buchinger

Es gibt verschiedene Methoden, wie man sinnvoll fasten kann. Die Methode, die Sie in diesem Buch kennenlernen, wurde von Dr. Otto Buchinger entwickelt und heißt daher Buchinger-Heilfasten. Es wird auch als kontrolliert durchgeführte „niederkalorische Trinkdiät" bezeichnet. Denn Sie nehmen täglich etwa 450–500 kcal in Form von Tees, Gemüsebrühen, Obst- und Gemüsesäften zu sich.

Es handelt sich um einen freiwilligen Verzicht auf feste Nahrungsmittel und Genussmittel für eine begrenzte Zeit.

Therapeutisches Heilfasten kann bei einer Vielzahl von Erkrankungen Linderung oder sogar Heilung bringen. Aber auch das Fasten nach Buchinger für nachweislich Gesunde, um das es ja in diesem Buch geht, hat vielfältige positive Auswirkungen auf Körper, Geist und Seele. Das werden Sie selbst erfahren, wenn Sie sich auf dieses „Experiment" einlassen.

Das Ernährungsverhalten ändern

Zum Heilfasten nach Buchinger gehört auch eine entsprechende Gesundheitspädagogik. Denn es geht eben nicht darum, einfach nur für eine Weile nichts mehr zu essen und danach so weiterzumachen wie vorher; sondern es geht darum, einen ungesunden Lebensstil und ungesunde Verhaltensweisen zu erkennen und nachhaltig zu ändern. Es braucht also sowohl theoretisches Wissen als auch praktische Kenntnisse über gesunde Ernährung, die Stoffwechselvorgänge und die eigenen körperlichen Bedürfnisse.

Sich regelmäßig bewegen

Ein weiterer unverzichtbarer Bestandteil sind Sport und Bewegung. Vielfach ist es möglich, Kraft und Ausdauer während des Fastens sogar zu steigern. Bei der Bewegung geht es nicht nur darum, möglichst viele Kalorien zu verbrennen, um damit Fettpölsterchen abzubauen. Es geht darum, seinen Körper und die eigenen Bedürfnisse besser zu spüren, die Lebendigkeit zu fühlen. Ein weiterer Effekt ist natürlich auch eine Verbesserung der Muskulatur durch das Training.

Während des Fastens werden Sie gewahr, wie viel Energie bisher Ihre Verdauung in Anspruch genommen hat. Die Verdauungsvorgänge können wahre Energieräuber sein, insbesondere, wenn wir uns zu üppig mit viel Fleisch und Fett ernähren. Viele Menschen sind überrascht, wie viel Kraft und Energie sie auf einmal haben, wenn Essen und Verdauung wegfallen. Sie fühlen sich befreit und leicht.

WICHTIG

Zu Hause nicht länger als eine Woche fasten!

Wichtig ist, dass Sie, wenn Sie selbstständig zu Hause fasten, die Dauer auf maximal eine Woche begrenzen. Längeres Fasten ist möglich und oft auch sinnvoll, sollte dann aber unbedingt ärztlich begleitet werden bzw. in einer Fastenklinik stattfinden.

Achtsamkeit entwickeln

Die dritte Säule des Buchinger-Heilfastens neben der Ernährungs- und Bewegungspädagogik ist die Achtsamkeit. Inne halten, zur Ruhe kommen, sich Zeit für sich selbst, seine eigenen Bedürfnisse nehmen. Meditieren. Den Gefühlen und Gedanken Raum geben. In sich Hineinspüren. In die Stille kommen. Diese positive Qualität des Fastens erleben Sie nur, wenn Sie sich tatsächlich die Zeit nehmen. Ich empfehle Ihnen sehr, die kleinen Achtsamkeitsübungen, die Sie in diesem Buch kennenlernen, tatsächlich auszuprobieren.

Heilfasten hat nichts mit einer Nulldiät zu tun

Neben dem Heilfasten nach Buchinger gibt es noch weitere Fastenmethoden, die ebenfalls gut zur Vorbeugung und Behandlung zahlreicher Risikofaktoren und Stoffwechselerkrankungen geeignet sind. Zum Beispiel die Diagnose und Therapie nach F. X. Mayr. Dabei handelt es sich um ein intensiv-diätetisches Behandlungskonzept, das in speziellen Mayr-Kliniken aber auch von niedergelassenen Mayr-Ärzten angewandt wird.

Im krassen Gegensatz zu solchen ganzheitlichen Konzepten, stehen Nulldiäten oder sogenannte Formula-Diäten, ohne Betreuung, Ernährungsschulung und Bewegungsanleitung.

Falsch verstandenes Fasten im Sinne von Nichtessen ohne zugrunde liegende Methodik

- kann einfach nur „nichts essen bzw. kauen" sein und kann als simples „Abspecken" bezeichnet werden,
- kann ohne fachliche Anleitung und Beobachtung negative gesundheitliche Auswirkungen haben,
- bringt keine nachhaltigen Veränderungen der krank machenden Verhaltensmuster (z. B. Essverhalten) bei fehlender Gesundheitspädagogik,
- hat keine nachhaltige Wirkung,
- hat keine spirituelle Dimension.

Falls dem Fasten keine umfassende Lebensstiländerung im Sinne einer gesunden Form der Ernährung plus regelmäßiger körperlicher Aktivität folgt; das heißt, man isst und lebt unverändert ungesund wie vor dem Fasten weiter, sind keine dauerhaften positiven Auswirkungen zu erwarten.

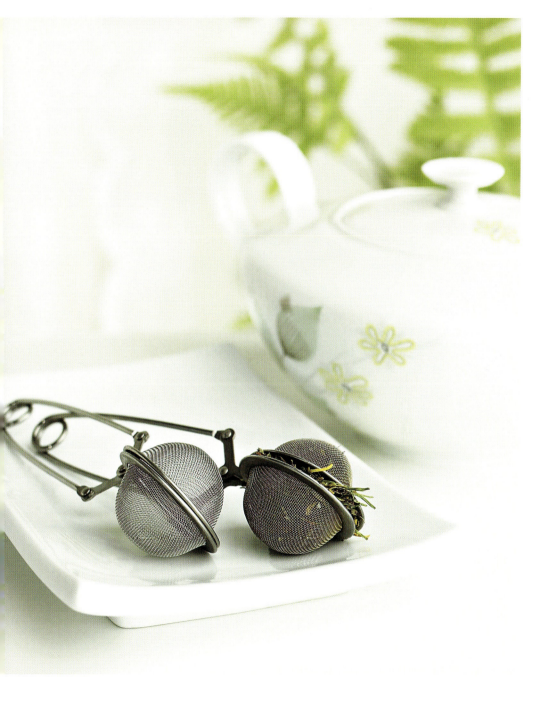

Was bringt mir das Heilfasten?

„Mein lieber Sohn, du tust mir leid,
dir mangelt die Enthaltsamkeit.
Enthaltsamkeit ist das Vergnügen
an Sachen, welche wir nicht kriegen!
Drum lebe mäßig, denke klug.
Wer nichts gebraucht, der hat genug ..."
Wilhelm Busch (1832–1908) aus „Die Haarbeutel"

Heilfasten ist ein Weg, sich Gesundheit, Spannkraft und Vitalität (Anti-Aging) bis ins hohe Alter zu erhalten und jede Menge Lebensfreude zu gewinnen. Jeder Mensch altert, aber jeder altert unterschiedlich. Nur zu einem Teil wird unser Gesundheitszustand durch Unabänderliches wie Erbanlagen geprägt. Zu einem weitaus größeren Teil entscheidet jedoch unser Lebensstil, wie fit und gesund wir sind. Gesunde Ernährung, ausreichende Bewegung und Entspannung tragen entscheidend dazu bei, dass wir uns wohlfühlen und gesund älter werden. Dafür muss jeder Mensch nur selbst aktiv werden. – Darauf zu warten, dass Gesundheit von alleine kommt, kostet uns eben diese Gesundheit. Dann zahlen wir einen hohen Preis – nämlich die Verkürzung unserer Lebenszeit. Fasten nach Buchinger kann immer wieder den Impuls geben, nachhaltig auf die wirklichen Bedürfnisse des Körpers zu achten und achtsamer mit sich umzugehen.

Fasten für Körper, Geist und Seele

Viele Menschen stehen sowohl im Berufs- als auch im Privatleben unter permanentem Zeitdruck. Die Belastungen des Alltags führen zu Stress, Überreizung, Müdigkeit und mangelnder Konzentration. Die gesundheitlichen Folgen lassen nicht lange auf sich warten: Der Körper ist verspannt, Rücken und Schultern schmerzen; Kopfschmerzen und andere Beschwerden treten immer häufiger auf. Buchinger-Heil-

WICHTIG

Wann darf ich fasten – und wann nicht?

Grundsätzlich kann jeder gesunde Erwachsene selbstständig eine Fastenwoche durchführen, wie sie hier beschrieben wird. Zur eigenen Sicherheit sollten Sie vor Beginn der Fastenkur mögliche persönlich Risiken in einem Gespräch mit Ihrem Arzt abklären und sich deswegen gründlich untersuchen lassen.

Bei eventuell auftretenden Beschwerden während der Fastenwoche sollten Sie sich immer unmittelbar bzw. zeitnah direkt an Ihren Arzt wenden.

Nicht geeignet ist eine Fastentherapie für Schwangere und stillende Frauen sowie für Kinder. Auch Menschen, die die 70 deutlich überschritten haben, sollten nicht außerhalb einer Fastenklinik (auch wenn sie offenbar gesund sind) fasten.

Erkrankte Menschen – und erst recht, wenn medizinisch begründet Medikamente verordnet wurden! – sollten nur in einer Fastenklinik oder zumindest unter ärztlicher Aufsicht fasten.

fasten ist eine Möglichkeit, wieder zu sich selbst und seinen tatsächlichen Bedürfnissen zu finden. Während der Kur „entgiftet" nicht nur der Körper, sondern gleichzeitig löst sich oft auch Belastendes auf der seelischen Ebene. Durch den Rückzug in die Stille, das Erspüren der eigenen Bedürfnisse und den achtsamen Umgang mit sich selbst kann Unbearbeitetes aufgespürt werden. Über ihre Empfindungen beim Fasten berichten Patienten beispielsweise: „Ich habe das Gefühl, als verlangsame sich das Leben und die Zeit und als erlebe ich alles intensiver." Oder: „Endlich fühle ich mich mal wieder in meiner Mitte." Oder: „Ich empfinde eine ungeheure Leichtigkeit." Oder: „Das Leben macht mir Freude. Ich bin gespannt auf die kommende Zeit, die auch Veränderung bedeutet." Indem im Fasten auch die Sinne angesprochen werden, ist das Erleben ganz allgemein intensiviert.

21

Heilfasten ist aktive Gesundheitsvorsorge

Heilfasten hilft, das körperlich-seelische Wohlbefinden zu erhalten oder zu stabilisieren und dient der Vorbeugung physischer und psychischer Erschöpfung. Die ein Fasten begleitenden Änderungen typischer Lebensgewohnheiten helfen, Risikofaktoren zu verringern oder zu verhindern, Stress zu reduzieren und Bewegungsmangel aktiv zu begegnen. Bei bereits bestehenden Risikofaktoren (z. B. Übergewicht, Bluthochdruck, erhöhten Blutfetten, Metabolischem Syndrom, Typ-2-Diabetes) wirkt Heilfasten präventiv. Zudem bremst regelmäßiges Heilfasten Alterungsprozesse und kann auf diese Weise sogenannten Alterskrankheiten vorbeugen. Zum Heilfasten gehört die anschließende Umstellung ungesunder Lebensgewohnheiten (die überwiegend sitzend Lebensweise, zu viel Essen und zu häufiges zwischendurch Snacken, zu spätes und reichliches Essen, zu viel Süßes, Rauchen, zu viel Alkohol, zu viel Junk Food etc.)

WICHTIG

Zu viel Kaffee, Nikotin oder Alkohol

Fasten kann Sie auch bei einer nötigen Entwöhnungsbehandlung unterstützen bzw. dazu beitragen, dass Sie Ihren Kaffee- und/oder Alkoholkonsum auf ein Ihrer Gesundheit zuträgliches Maß reduzieren. Eine der häufigsten Ursachen für Kopfschmerzen ist die Koffeinabhängigkeit, die bei deutlich mehr als 4 Tassen Kaffee pro Tag mit Koffein-Entzugskopfschmerz auftreten kann, danach folgt z. B. der Spannungskopfschmerz. Außerdem ist Heilfasten eine echte Chance, sich das Rauchen und hohen Alkoholkonsum abzugewöhnen, und überhaupt die bisherige (ungesunde) Ernährung nachhaltig umzustellen.

Wann hilft Fasten besonders?

Es gibt „bewährte Indikationen": Dazu gehört insbesondere der Typ-2-Diabetes sowie diverse andere Stoffwechselerkrankungen, aber auch das echte Rheuma und Gelenkverschleißerscheinungen. Regelmäßiges Fasten hat auch eine ausgesprochen präventive (vorbeugende) Wirkung auf den gesamten Organismus. Mit dem

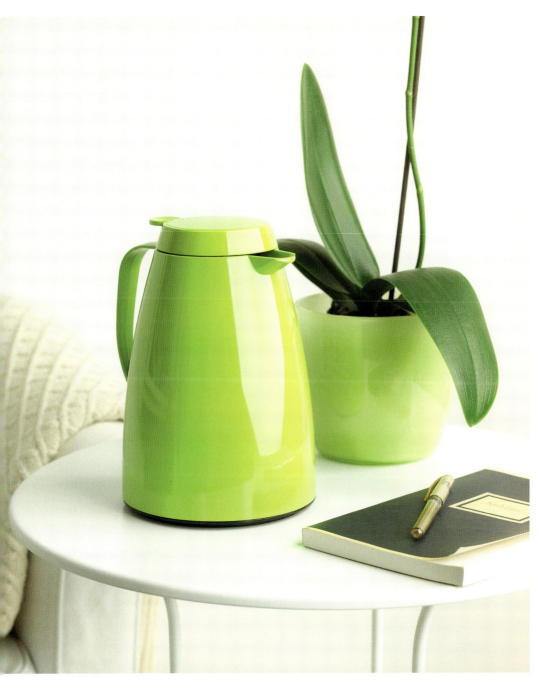

Heilfasten betreiben Sie aber nicht nur effektive Gesundheitsvorsorge und beugen diversen Erkrankungen aktiv vor, sondern Sie können auch häufigen Beschwerden entgegenwirken.

Kopfschmerzen, Migräne. Bei Migräne und anderen Kopfschmerzarten (z. B. Spannungskopfschmerz, der aufgrund von Verspannungen des Schulter-Nacken-Bereichs entsteht) kann Fasten oft lindernd wirken. Sie bekommen zudem Distanz vom Alltag, praktizieren Entspannungsübungen und kommen in die Stille.

Allergie, Heuschnupfen. Viele Menschen, die unter Allergien leiden, erleben durch das Fasten einen Rückgang der Beschwerden. Der Darm wird entlastet und kann sich durch die Einschränkung der Nahrungsstoffe (auch Enthaltsamkeit von evtl. allergieauslösenden Nahrungsinhaltsstoffen – Allergenkarenz) regenerieren. Damit wird das Immunsystem entlastet und kann sich ebenfalls regenerieren. Eine Patientin, die regelmäßig in unserer Klinik fastet, beschreibt es so: „Heilfasten ist für mich meine ‚Wunderwaffe' gegen den furchtbar lästigen Heuschnupfen. Wenn ich vor dem Birkenpollenflug eine Fastenwoche einlege, kann ich die Allergie beinahe komplett vergessen."

Wechseljahresbeschwerden. Wenn Sie unter Wechseljahresbeschwerden leiden, kann sich durch das Fasten eine ausgleichende Wirkung durch die Normalisierung des Essverhaltens und die Gewichtsentlastung ergeben. Zudem führt das Fasten häufig zu einer „seelischen Aufhellung".

Diabetes mellitus Typ 2. Meistens besteht dieser schon lange, bevor er durch eine Routineuntersuchung entdeckt wird. Jetzt heißt es, sofort und konsequent handeln: abnehmen (hier kann Fasten helfen), den Bauchumfang deutlich vermindern, regelmäßig Sport treiben, die Verantwortung für die eigene Gesundheit übernehmen – also den Lebensstil nachhaltig verändern!

Fettstoffwechselstörungen. Hier ist Stressabbau angesagt (Stressbewältigung ohne Essen – kein Stressessen mehr). Das Problem ist oft ein „Mangel im Überfluss": Mangel an Selbstvertrauen oder Liebe wird mit Essen kompensiert; dagegen hilft Dinner Cancelling, ein Entlastungstag pro Woche und Strategien erlernen, mit denen man die wahren Bedürfnisse – ohne die Ersatzhandlung Essen – befriedigen kann. Ein stationäres Fasten ist der ideale Einstieg dazu.

Aus der Praxis von Dr. Buchinger

Wenn man das erste Mal fastet, tauchen unweigerlich Fragen auf, zum Beispiel die Sorge, dass man nun eine Woche „Hunger leiden" müsste. Deshalb finden Sie hier häufige Fragen, wie sie auch in meiner Klinik oft gestellt werden, die ich gern beantworten möchte.

Muss ich während des Fastens hungern?

Die Antwort ist ein klares „Nein!" Ob Sie es glauben oder nicht: Wer fastet, hungert nicht! Der Körper wird durch die Entlastungstage behutsam auf die Fastenzeit umgestellt. Während der Fastenzeit verzichten Sie freiwillig auf feste Nahrung. Dafür trinken Sie sehr viel – insgesamt ca. drei Liter. Sie nehmen etwa 450–500 Kilokalorien täglich in flüssiger Form zu sich: morgens Kräutertee mit Milchzucker (nicht bei Laktose-Unverträglichkeit!), am späten Vormittag eine Tasse klare, salzarme Gemüsebrühe, nachmittags Tee mit Honig und abends ein Glas Obst- oder Gemüsesaft. Mineralwasser und Tee können Sie nach Belieben trinken.

Wenn Sie sportlich sehr aktiv waren, können Sie die Trinkdiät auch durch Eiweiß in Form eines Joghurts, Kefirs oder Buttermilch ergänzen.

Nach zwei Tagen, wenn der Darm völlig geleert ist, verschwindet jedes Hungergefühl. Der Appetit kann jedoch noch etwas länger anhalten, daher ist es gut, sich in den ersten Tagen zurückzuziehen. Versorgen Sie sich statt dessen mit „seelische Nahrung": Lesen Sie gute Bücher, hören Sie Musik oder musizieren oder singen selbst, bewegen Sie sich viel in der Natur, entspannen Sie sich durch eine Meditation, autogenes Training oder eine andere Entspannungsmethode; ziehen Sie sich bewusst zurück, um in Ihrem Zuhause Geborgenheit und Ruhe zu finden.

Tipp

Milchzucker ist ideal zum Süßen, da er die Darmreinigung unterstützt. Bei Laktose-Unverträglichkeit sollten Sie natürlich auf Milchzucker verzichten.

Warum fasten so viele Menschen?

Es gibt zwei Hauptgründe: Viele Menschen fasten aus körperlichen und gesundheitlichen Gründen. Es geht darum, Krankheiten wie dem Übergewicht, der Zuckerkrankheit (Diabetes mellitus) vorzubeugen oder Beschwerden wie Kopfschmerzen oder Heuschnupfen zu lindern oder zu heilen. Auch Risikofaktoren wie z. B. Bluthochdruck spielen eine Rolle. Natürlich ist oft das Gewicht der entscheidende Auslöser, um zu fasten. Dabei wirkt sich die Gewichtsreduktion nicht nur positiv auf die körperliche Gesundheit aus, denn vom Übergewicht werden viele andere Krankheiten hervorgerufen, sondern auch auf das Selbstbewusstsein und Wohlbefinden. In unserer Klinik haben wir allerdings nicht die gertenschlanken Models aus den Medien als Ziel vor Augen, sondern streben gemeinsam mit unseren Patienten ihr persönliches und typgerechtes Wohlfühlgewicht an. Wir unterstützen die Menschen dabei, ihre Gesundheit wiederzuerlangen bzw. zu erhalten.

Zum Zweiten gibt es eine ganze Reihe von Menschen, die ausschließlich fasten, um wieder zu sich zu kommen. Sie wollen sich bewusst eine Auszeit nehmen oder über Veränderungen in ihrem Leben nachdenken. Einige fasten auch aus spirituellen Gründen, vor allem in der vorösterlichen Zeit.

Woher kommt die Fasteneuphorie?

Nach einigen Tagen des Fastens kann es zu Empfindungen kommen, die auch als Fasteneuphorie bezeichnet werden. Die Stimmung hellt sich spürbar auf, man ist voller Tatkraft und Schwung. Auch wegen dieser Momente kommen viele Patienten regelmäßig zum Fasten zu uns. Sie „fühlen sich wie neugeboren", könnten „Bäume ausreißen" oder freuen sich: „Endlich bin ich mal dran!" Ähnlich wie bei ausdauernden sportlichen Leistungen, bei denen die Sportler euphorische Stimmungen erleben können, spielt hier das Glückshormon Serotonin eine Rolle.

Nicht ohne Grund wirken viele Medikamente gegen depressive Stimmungen ebenfalls auf das Serotonin ein. Beim

Fasten wird dieses Glückshormon vermehrt wirksam (ohne aber vermehrt produziert zu werden). Beim Ausdauersport wird Serotonin verstärkt ausgeschüttet. Diese vermehrte Serotoninausschüttung ist dafür verantwortlich, dass Ausdauersport auch glücklich macht.

Was versteht man unter „Schlacken"?

Dieser Begriff wird, wenn es um Fasten, Entsäuerung und gesunde Ernährung geht, gern verwendet – genauso oft wird er allerdings von Medizinern und anderen Wissenschaftlern kritisiert. „Entschlacken" macht sehr bildhaft deutlich, dass sich der Körper, beispielsweise beim Fasten, von Stoffen befreit, die er nicht mehr braucht und die den Stoffwechsel nur noch belasten. Das sind zum Beispiel „Defektenzyme" und überalterte Enzyme sowie Abbaustoffe aus überreichlicher Fleischernährung. Während der Fastenzeit kann der Körper diese „Schlacken" endlich loswerden.

Dieses Bild ist sehr leicht verständlich und eingängig, wenngleich es medizinisch gesehen, nicht korrekt ausgedrückt ist. „Schlacken" ist also kein medizinischer Begriff und wird unter Medizinern auch nicht verwendet. Es handelt sich einfach um eine Metapher, die die vielfältigen Vorgänge im Organismus des Fastenden umschreibt.

„Entschlackung" meint auch das subjektive Gefühl einer zunehmenden Klarheit, eine positivere Stimmung, reinere Haut, freiere Atmung und eine Besserung eventueller Beschwerden.

Weitere Fragen

Auf die Frage, warum die Bewegung beim Heilfasten so wichtig ist, wurde in diesem Buch schon mehrfach eingegangen. Deshalb hier nur in Kürze die Fakten, die ich auch meinen Patienten auf diese Frage immer wieder erläutere: Durch das Körpertraining werden der Fettabbau und die Fettverwertung intensiviert, außerdem werden die Eiweißstrukturen geschont. Zudem wird das

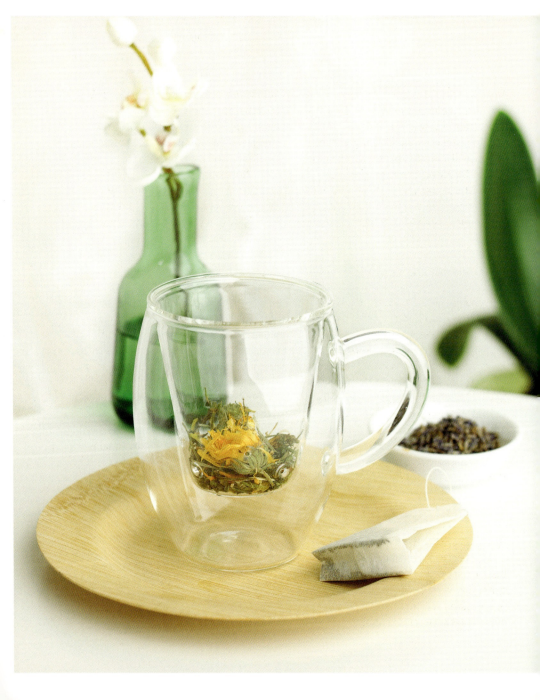

Herz-Kreislauf-System stabilisiert. Wer sich nicht bewegt und seine Muskulatur nicht trainiert, baut Muskulatur ab – ob er nun fastet oder nicht! Übrigens: In 90 Jahren Heilfasten haben wir nie eine Einschränkung der körperlichen Leistungsfähigkeit erlebt. Im Gegenteil, viele erleben einen Zuwachs an Kraft, Ausdauer und körperlicher Fitness.

Gibt es einen Verjüngungseffekt?

Es ist nachgewiesen, dass durch Heilfasten und anschließende „normale", eher reduziertere, Ernährung Zellalterungsprozesse aufgehalten werden, was insgesamt bremsend auf Alterungsvorgänge einwirkt. Man kann Heilfasten daher auch als „Active-Aging-Maßnahme" bezeichnen. Eine der Erklärungen ist, das die „Telomere" (die Zündschnüre des Lebens) bei jedem Fasten quasi langsamer abbrennen, was insgesamt eine Verlangsamung von Alterungsvorgängen bewirkt.

Warum soll ich so viel trinken?

Der Grund für die hohe Trinkmenge liegt darin, dass die Nieren die Hauptlast beim Ausscheiden wasserlöslicher Abbauprodukte tragen. Durch die hohe Flüssig-

keitszufuhr können die Nieren entgiften, auch wird eine Entleerung der Kochsalzdepots bewirkt. Dieses führt zu einer gesteigerten Entwässerung und damit auch zu einem – oft nötigen – Absinken bzw. einer Normalisierung des Blutdrucks. Das Geheimnis dieser Blutdrucksenkung ist die „Entspannung" der Arterien im Fasten, was letztlich zu einem Absinken des Blutdrucks führt.

Gibt es Tipps für einen optimalen Fastenerfolg?

Versuchen Sie, wirklich ab- bzw. umzuschalten. Legen Sie Ihre Alltagssorgen auf Eis. Bleiben Sie, soweit es geht, bei sich. Reduzieren Sie Alltagskontakte. Befassen Sie sich mit schönen Dingen, freuen Sie sich über die Ruhe. Schaffen Sie für Ihre Fastenwoche einen harmonischen Ausgleich zwischen Aktivität und Entspannung. Dazu erhalten Sie auf den folgenden Seiten noch vielfältige Anregungen.

Tipp

Nutzen Sie die Fastenzeit, um einen Sport oder eine Bewegungsform zu finden, die Ihnen Freude bereitet und die Sie regelmäßig und langfristig betreiben wollen. Bleiben Sie auch nach der Fastenzeit dabei.

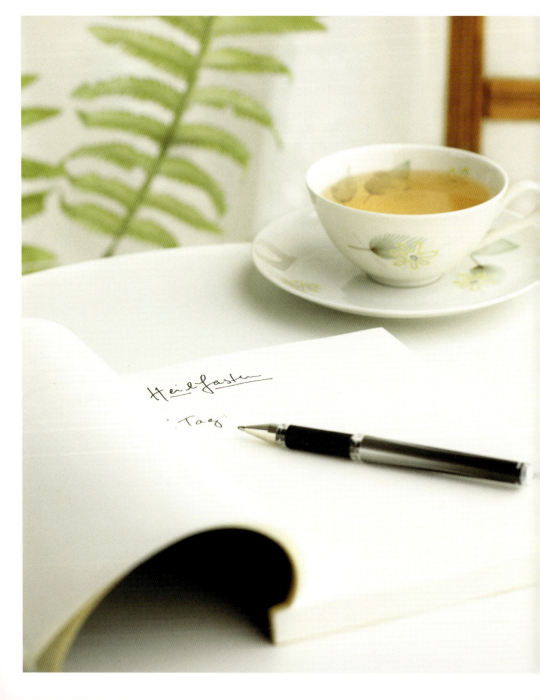

Zu Hause fasten –
so geht's

Es ist empfehlenswert, die Fastenzeit gut zu planen und vorzubereiten und sich auch mental darauf einzustimmen. Je intensiver Sie sich mit dem Fasten beschäftigen und sich auf die damit verbundenen Erfahrungen einlassen, desto mehr werden Sie davon profitieren.

Bereiten Sie sich gut vor

Du erreichst nur, was du glaubst, erreichen zu können.
Unterschätze deshalb nie deine Möglichkeiten und Fähigkeiten.
Die große Herausforderung des Lebens liegt darin,
die Grenzen in dir selbst zu überwinden und so weit zu gehen,
wie du dir niemals hättest träumen lassen.
Paul Gauguin

Idealerweise sollten Sie sich für Ihre Fastenzeit freinehmen, damit Sie tatsächlich zur Ruhe kommen können und ausreichend Zeit für sich haben. Planen Sie diese also für die Urlaubs-/Ferienzeit ein. Vor der eigentlichen Fastenwoche sollten Sie zwei Entlastungstage einlegen, an die sich ein Darmreinigungstag zur Fastenvorbereitung anschließt. Nach den Fastentagen sollten Sie sich ebenfalls noch einige Tage Zeit geben. Denn der Kostaufbau nach dem Fasten sollte ganz behutsam erfolgen. Insgesamt benötigen Sie also zwei Wochen:

- 1. und 2. Tag: Entlastungstage
- 3. Tag: Darmreinigungstag
- 4.–10. Tag: Fastenwoche
- 11. Tag: Fastenbrechen
- 12.–14. Tag: Aufbautage

Dennoch brauchen Sie nicht komplett aufs Fasten zu verzichten, falls Sie sich nicht frei nehmen können. Tipps zum Fasten bzw. zu Entlastungstagen im Arbeitsalltag finden Sie auf S. 40.

Es ist auch hilfreich, die Fastenzeit bewusst zu planen und sich gedanklich darauf vorzubereiten. Aus ärztlicher Sicht ist es natürlich ebenfalls ratsam, vorab den Hausarzt aufzusuchen. Lassen Sie sich von ihm untersuchen (Labor, EKG, Blutdruck, Puls) und ausführlich beraten – verschweigen Sie auch nicht, dass Sie fasten wollen.

Wenn Ihnen Ihr Arzt oder Ihre Ärztin „grünes Licht" gibt und bereit ist, Sie zu begleiten, können Sie beruhigt beginnen.

Sich mental vorbereiten

Treffen Sie die Entscheidung zum Fasten – also dem Verzicht auf feste Nahrung – ganz bewusst. Es ist wichtig, dass Sie selbst fasten wollen. Lassen Sie sich nicht dazu überreden! Nehmen Sie für die Zeit des Fastens Abschied vom gewohnten Tagesablauf. Planen Sie mehr Ruhephasen ein. Diese Zeit ist nur für Sie. Befreien Sie sich so weit es geht von Verpflichtungen. Lassen Sie Hektik und Belastungen hinter sich. Nehmen Sie sich eine Auszeit von der Anspannung, dem Druck, den Terminen, dem Alltagstrubel.

Machen Sie sich bewusst, dass Sie aus einem ungesunden „Zuviel" kommen, und in den kommenden Tagen vom „Überschuss" leben werden. Dem Verzicht auf feste Nahrung in den nächsten Tagen wird am Ende des Fastens ein Gewinn folgen. Viele Menschen erleben während des Fastens kostbare Bereicherungen, die sie nicht missen möchten. „Verzicht nimmt nicht, Verzicht gibt" (Martin Heidegger).

Die Fastenzeit ist eine Zeit der inneren Einkehr. Gefühle oder Probleme, die in der Alltagshektik verdrängt oder unterdrückt wurden, können nun zutage treten. Sichern Sie sich für Ihre Fastenwoche die Unterstützung eines Ihnen vertrauten und nahestehenden Menschen, um über all das reden zu können, was Sie besonders bewegt.

Tipp

Vielen Fastenden hilft auch ein Fastentagebuch, in dem sie sich täglich „alles von der Seele schreiben", was während dieser intensiven Zeit auftaucht.

Falls Sie noch keine regelmäßige Entspannungsmethode praktizieren, ist die Fastenzeit ein guter Anlass, um sich damit vertraut zu machen. Probieren Sie gern verschiedene Methoden aus und entscheiden sich dann für eine, die Sie langfristig beibehalten wollen. Besorgen Sie sich auch rechtzeitig gute Bücher oder Hörbücher und schöne Musik zum Fasten. Viele Menschen verspüren während des Fastens großen „Hunger" nach geistiger und seelischer Nahrung und Erbauung.

Vielleicht mögen Sie sich zur Einstimmung auf das Fasten einmal auf eines meiner persönlichen Lieblingsmusikstücke aus der Klassik einlassen: das Klavierkonzert No. 17 in G-Dur von

W. A. Mozart (z. B. bei youtube). Als ich dieses wunderbare Klavierkonzert in Salzburg live hörte, wurde mir klar, dass es für mich das ausdrückt, was Fasten beinhalten kann – z. B. positives inneres Erleben, Harmonie, Emotionalität. Ich bin ganz bezaubert von der Schönheit dieses Werkes und den wunderbaren Gefühlen, die es auslöst.

Was ist Ihre Motivation?

Nehmen Sie sich Zeit, um sich darüber klar zu werden, warum Sie gern fasten möchten. Meist sind es mehrere Beweggründe. Machen Sie sich Notizen dazu. Formulieren Sie Ihre Ziele. Beispiele: „Ich bringe durch Fasten mehr Achtsamkeit in mein Leben und entschleunige meinen Alltag." Oder: „Ich möchte mich neu orientieren, das Fasten unterstützt mich dabei." Oder: „Ich will mehr Lebensfreude im Alltag!" Schreiben Sie auch auf, warum Sie dieses Ziel gern erreichen wollen.

Wenn der Gewichtsverlust einer Ihrer Gründe ist, setzen Sie sich ein konkretes (und realistisches!) Ziel, zum Beispiel: „Ich will drei Kilo Gewicht verlieren." Beziehen Sie auch die Zeit nach dem Fasten mit ein: „Ich will mich auch nach dem Fasten bewusster ernähren und ausdauernd bewegen, um gesund und lebensfroh älter zu werden." Oder: „Ich will dem Leben gegenüber positiver eingestellt sein."

Konkretisieren Sie, was genau Sie tun werden, um Ihre Ziele zu erreichen. Zum Beispiel: „Ich werde sieben Tage lang nur Flüssiges zu mir nehmen, mich viel bewegen und mir selbst achtsam begegnen."

Praktische Vorbereitung

Während der Fastenzeit sollten Sie auf Genussgifte verzichten. Die Fastenzeit ist daher ideal geeignet, um sich vom Rauchen oder von übermäßigem Alkohol- oder Kaffeekonsum loszusagen. Um sich nicht unnötig in Versuchung zu führen, sollten Sie keine Zigaretten, Alkohol oder Süßigkeiten im Haus haben.

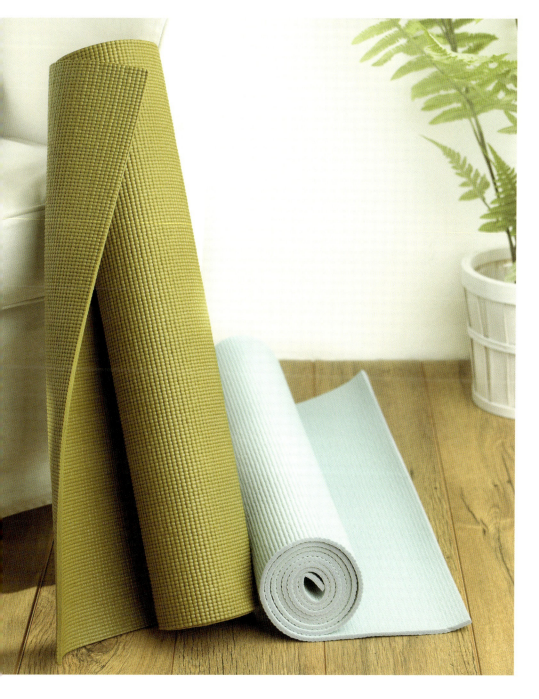

Besorgen Sie das, was Sie für die Fastenzeit brauchen: Haben Sie ausreichend Sportbekleidung und wetterfeste Wander-, Jogging-Kleidung und -Schuhe daheim? Sie sollten sich täglich – auch bei Schmuddelwetter – an der frischen Luft bewegen. Fehlen noch andere Utensilien (siehe Kasten)?

Kaufen Sie auch die Lebensmittel ein, die Sie für die ersten drei Tage benötigen. Alles, was Sie ab jetzt zu sich nehmen, sollte von bester Qualität sein! Nur Qualitätsprodukte aus ökologisch-kontrolliertem Anbau sollten infrage kommen. Schließlich ist der Sinn eines Fastens u. a. ja auch die Hinführung zu gesunder Ernährung und die Bewusstmachung des Wertes „normaler Nahrungsmittel". Wir beziehen alle unsere Bio-Produkte bei Naturkost Elkershausen® und empfehlen Ihnen Demeter®- und Bioland®-Qualität.

Ihre Einkaufsliste für die nächsten Tage

- Birnendicksaft oder Apfeldicksaft, um bei Bedarf den Trank mit Glaubersalz geschmacklich zu verbessern.
- Akazienhonig.
- Eine Auswahl hochwertiger Teesorten z. B. von Sonnentor®, Yogitee®, Wurdies®.

WICHTIG

Das sollten Sie im Hause haben

- ein stabiles Heft als Fastentagebuch bzw. Note- od. Netbook, iPad
- Wärmflasche
- Kuscheldecke
- Kerzen
- angenehme Aromaöle (z. B. von Primavera®)
- Lieblingsporzellan und schöne Gläser für Tee, Brühe, Säfte
- Entsafter und Zitruspresse (Achtung: unverdünnter Zitronensaft kann den Zahnschmelz beschädigen!), falls Sie Ihre Säfte frisch zubereiten wollen.
- gute Literatur, Lieblingsmusik, wenn Sie mögen auch Hörbücher
- hochwertige, verwöhnende Pflegeprodukte: Masken, Körper-, Massageöle, z. B. zur Hautpflege (Imlan®, Bedan®), Massagehandschuh u. a., Badezusätze, Duschgels
- Leinentücher und Moltontuch o. Ä. für den Leberwickel
- Zahn- bzw. Mundhygiene-Zubehör

- Meersalz (z. B. Fleur de Sel®).
- Vollkornreis: Langkorn-, Rundkorn- oder Wildreis (kanadischer oder französischer), alternativ Bio-Kartoffeln für Ihre Entlastungstage – keinen weißen Reis!
- Für jeden Tag 2 Flaschen Qualitätsnatriumärmeres Mineralwasser (kein mineralarmes Wasser).

- Für die Obst- und Gemüsesäfte zum Entsaften: je nach Geschmack z. B. Karotten, Äpfel, Orangen für je 0,2–0,3 l Saft täglich. Alternativ können Sie auch fertige Obst und Gemüsesäfte von Demeter® oder Bioland® kaufen.
- Pro Tag benötigen Sie noch rund 500 Gramm frisches, saisonales Gemüse und frische Kräuter für die Gemüsebrühe.

Die Entlastungstage

Das, was Sie ab jetzt essen, sollte von bester Qualität sein! Bitte wählen Sie bei allen Lebensmitteln, die Sie während Ihres Programms verzehren, wenn irgend möglich immer saisonales Obst und Gemüse in Bioland®- oder Demeter®-Qualität. Auch bei Tees und Wasser achten Sie bitte auf ausgezeichnete Qualität. Da Sie während Ihrer Fastenkur quantitativ nur wenig zu sich nehmen, sollten Sie das Wenige besonders genießen und sich beste Qualität gönnen.

Vor Beginn Ihrer Fastenwoche sollten Sie an zwei Tagen Ihren Stoffwechsel und die Verdauung durch eine besonders schonende Ernährung entlasten.

An einem Entlastungstag können Sie je Mahlzeit etwa 100 Gramm gedünsteten Reis bzw. Kartoffeln essen sowie bis zu 500 g Obst und Gemüse pro Tag. Trinken Sie über den Tag verteilt etwa 2–3 Liter Tee und Wasser.

Mahlzeiten für Entlastungstage

Tipp

Entlastungstage können Sie auch später, wann immer Sie das Bedürfnis haben oder Ihr Körper danach verlangt, in Ihren Alltag einbauen.

Morgens: Zum Start essen Sie morgens einen Teller mit verschiedenen, saisonalen Obstsorten (keine Trockenfrüchte). Wählen Sie ganz nach Ihren Vorlieben zum

37

Beispiel ½ Kiwi, ½ Banane, eine Handvoll Erdbeeren und einen halben geriebenen Apfel. Oder Sie essen gedünsteten Reis (100 g) mit klein geschnittenem oder fein geriebenem Obst.

Mittags: Ihr Mittagessen besteht aus Vollkornreis, den Sie – je nach Saison – mit gedünstetem, saisonalem Gemüse (Tomate, Spargel, Zucchini o. Ä.) und frischen Kräutern zubereiten. Verwenden Sie kein Salz und kein Öl oder andere Fette. Alternative zum Reis: Pellkartoffeln.

Oder haben Sie Lust auf eine Rohkost (zum Beispiel geraspelte Möhren und Äpfel, die Sie mit ein wenig frisch gepresstem Orangensaft, etwas Honig und Ingwer fein abschmecken)? Dazu könnte es 100 g Pellkartoffeln geben.

Abends: Abends, möglichst nicht mehr nach 18 Uhr, stehen für Sie gedünstetes, saisonales Gemüse, zum Beispiel Karotten, Brokkoli, Fenchel oder, je nach Saison und persönlichem Geschmack, Zuckerschoten, Spargel o. Ä. auf dem Speiseplan. Oder Sie bereiten sich 100 g Reis mit gedünstetem Gemüse zu.

Tipp

Blähungsfördernde Gemüse wie Bohnen, Sauerkraut oder Kohlsorten und Hülsenfrüchte eignen sich nicht für die Entlastungstage.

Oh je, die Darmreinigung!

Die Darmreinigung ist für viele der unangenehmste Teil des Fastens. Dennoch sollten Sie auf keinen Fall darauf verzichten. Sie erleichtert Ihr Vorhaben ungemein. Nachdem Sie zwei Entlastungstage durchgeführt haben, widmen Sie einen Tag der Darmreinigung. Also: „Augen zu und durch!"

Morgens können Sie einen Kräutertee Ihrer Wahl trinken, mit oder ohne Honig, ganz wie Sie mögen. Trinken Sie den Tag über viel Wasser und Kräutertees ganz nach Ihrem Geschmack. Essen sollten Sie nun nichts mehr – es würde ohnehin gleich „den Bach runtergehen".

Lösen Sie 0,5 g Glaubersalz pro Kilogramm Körpergewicht (das wären bei 70 kg Körpergewicht 40 Gramm Glaubersalz) in ½ bis ¾ Liter lauwarmem Wasser auf. Um den zugegebenermaßen nicht besonders angenehmen Geschmack zu verbessern, können Sie ausgepressten Zitronensaft zum Glaubersalz dazugeben. Sie können auch nach jedem Schluck Glaubersalz einen Schluck verdünnten Birnendicksaft trinken. Wenn Sie einen empfindlichen Magen haben und/oder für Kopfschmerzen anfällig sind, sollten Sie nicht mehr als 30 g Glaubersalz nehmen oder vorher mit Ihrem Arzt sprechen. Die Wirkung des Glaubersalzes setzt bald ein und erstreckt sich über mindestens 4 bis 5 Stunden. In dieser Zeit sollten Sie sich nur in der Nähe einer Toilette aufhalten. Wichtig: parallel zum Glaubersalz viel trinken!

Tipp

Auf Einläufe können Sie während Ihrer Fastenwoche verzichten, insbesondere, wenn Sie damit nicht vertraut sind. Trinken Sie stattdessen jeden zweiten Tag ein Glas Sauerkrautsaft.

Falls Sie kein Glaubersalz nehmen können oder wollen, können Sie auch F.X. Mayr-Passagesalz® verwenden (lösen Sie ca. 4 Esslöffel in lauwarmem Wasser) und trinken die Lösung relativ zügig. Oder trinken Sie ein Glas (200 ml) Sauerkrautsaft, das hat ebenfalls einen stark abführenden Effekt.

Fasten im Arbeitsalltag?

Fastentage im Arbeitsalltag erfordern nicht nur eine große Disziplin – im hektischen Arbeitsleben verpassen Sie oft die Erfahrungen, die Fasten so einzigartig machen: die Bereicherung auf geistiger und spiritueller Ebene.

Sollten Sie sich für den Anfang jedoch mit der reinigenden, körperlichen Erfahrung zufriedengeben, suchen Sie sich eine Arbeitswoche aus, die möglichst wenig Stress und Termine vorgibt. Informieren Sie eventuell Ihre Kollegen über Ihr Vorhaben und bitten Sie sie, es zu unterstützen.

Sie sollten am Arbeitsplatz die Möglichkeit haben, Tee zu kochen und Ihre Gemüsebouillon zu erwärmen. Bei Auswärtsterminen und Essen im Restaurant, wird das Einhalten der Fastenstruktur schon schwierig. Schaffen Sie das: alle essen und Sie trinken nur Tee? Auch Gemüsebrühen finden Sie leider selten auf der Speisekarte und dann meistens nur mit Zusatzstoffen gewürzt.

Demgegenüber sind Entlastungstage auch im Arbeitsalltag gut durchführbar. Obst, Reis oder Rohkost können Sie gut vorbereiten und mitnehmen. Und wenn Sie Ihr Vorhaben z. B. so planen, dass Sie Donners-

tag und Freitag „entlasten", können Sie am Samstag und Sonntag zu Hause fasten und anschließend mit drei Aufbautagen in der beginnenden Woche die Fastenperiode abschließen.

Sicher brauchen Sie für ein Fasten im Arbeitsalltag eine Menge Disziplin und Kollegen, die Ihnen nicht ständig wegen des Fastens auf die Nerven fallen. Versuchen Sie es, falls Sie sich auf längere Sicht nicht freinehmen können, und gehen Sie zu Entlastungstagen über, wenn es zu schwerfällt. Auch diese Form des Verzichts auf bestimmte Lebens- und Genussmittel bewirkt viel Gutes.

Ein Selbstversuch von Frau Jansing

„Seit sieben Jahren fahre ich jedes Jahr für zwei Wochen zum Fasten in das Buchinger-Stammhaus nach Bad Pyrmont. Dieser Ort ist für mich eine ‚Akku-Ladestelle' geworden, was neben aller Geborgenheit und Fürsorge, die einem dort zukommt, auch an der besonderen Energie auf dem ‚Bomberg' (ein wunderbares, bergiges Waldgebiet direkt hinter der Pyrmonter Klinik) liegen mag. An ein Fasten zu Hause habe ich bis zum Start dieses Buchprojektes nicht gedacht und habe diesen Versuch eher skeptisch begonnen.

Da ich freiberuflich arbeite, konnte ich eine Woche ohne Reisen und lange, anstrengende Termine planen. Und ich wählte eine Zeit, in der ich unser Zuhause ganz für mich allein hatte.

Obwohl mir die vielen Annehmlichkeiten, Sportangebote und die Zuwendung des Klinikteams gefehlt haben, war es eine Auszeit mit vielen guten, schon bekannten Erfahrungen. Neben der reinigenden Wirkung ist für mich gerade der Neustart für eine wieder bewusstere, gesündere Ernährung besonders wichtig. Auf der mentalen Ebene schätze ich im Fasten das Zu-mir-selbst-Finden, das Unterbrechen von Gewohnheiten und den Rückzug in die Stille. Durch Fasten gewinne ich jedes Mal mehr Klarheit, drängende Fragen finden manchmal von ganz allein eine Antwort. Die Woche hat mir gutgetan und ich fühle mich auch heute – Wochen danach – von der besonderen Energie, die Buchinger-Heilfasten schenkt, getragen.

Neben einem Schub an Ideen und Energie hatte das Fasten zu Hause noch einen unerwarteten positiven Aspekt: Das Haus war selten so blitzblank und der Garten nie so adrett – leider schaffe ich es zu Hause noch nicht, die gewonnenen Energien einfach mal zu speichern und nicht gleich wieder einzusetzen. Also freue ich mich schon heute auf meine Fastenzeit im nächsten Jahr in Bad Pyrmont. Dort lasse ich mich dann wieder rundum verwöhnen."

Meine Fastenwoche – das 7-Tage-Programm

Auf den folgenden Seiten finden Sie für jeden Fastentag eine Anleitung zur Gestaltung Ihres Tagesablaufs. An jedem Fastentag geben wir Ihnen Tipps und Anregungen für Ihr individuelles Begleitprogramm, das aus einem Bewegungsteil und einer Achtsamkeitsübung besteht.

Bewegung: Dieses Programm gilt für jeden Tag Ihrer Fastenwoche. Gestalten Sie Ihre Aktivitäten so, dass Sie gefordert sind. Je nach Kondition und Faible kann das zum Beispiel flottes Spazierengehen, Nordic Walking, Schwimmen, Joggen, Wandern, Radfahren, Inlineskaten oder je nachdem, wo Sie wohnen, eben auch Bergwandern, Segeln, Rudern sein. Ihre Fastenwoche kann auch hier eine gute Möglichkeit bieten, sich einmal auf etwas Neues einzulassen und z. B. endlich die Schnupperstunde Qigong mitzumachen, die Sie immer schon mal machen wollten.

Achtsamkeit: Mithilfe einfacher Übungen kommen wir mit uns selbst in Kontakt. Wählen Sie das Begleitprogramm nach Tagesverfassung. Stehen Sie nach dem Wachwerden nicht gleich mit Schwung auf, räkeln und strecken Sie sich oder massieren Sie liebevoll Ihre Ohren. Über die Akkupressurpunkte haben Sie hier beinahe den Effekt einer wohltuenden Ganzkörpermassage.

Tipp

Den Dreiklang eines jeden Fastentages – Trinkdiät – Bewegung – Achtsamkeit – sollten Sie möglichst einhalten.

Gestalten Sie den restlichen Tag ganz nach Ihren Bedürfnissen. Vielleicht möchten Sie sich mit einem Buch aufs Sofa kuscheln, Sie haben Lust im Garten zu werkeln, Sie holen nach langer Zeit Ihre Malsachen wieder hervor, besuchen eine Kunstausstellung, treffen sich mit einer Freundin, gehen ins Theater, Konzert oder Kino, machen etwas, was Sie schon immer einmal machen wollten. – In der Fastenzeit können Sie Ihren spontanen Impulsen nachgeben und Ihren Bedürfnissen Raum geben.

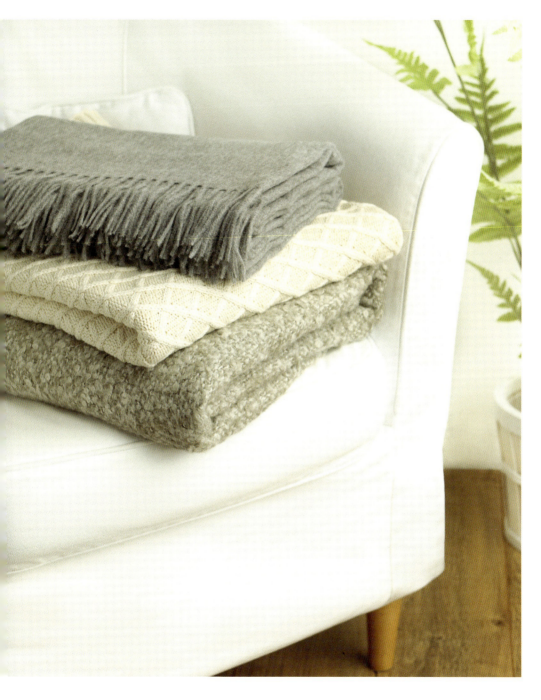

Der erste Fastentag

Wer zu sich selbst finden will,
darf andere nicht nach dem Weg fragen.
Paul Watzlawick

Zum Aufstehen: Begrüßen Sie den Tag mit einem Morgentee, den Sie nach Ihrer Stimmung auswählen können. Wenn Ihr Körper es verlangt, können Sie den Tee mit einem Teelöffel Honig süßen. Sie können den Honig auch genüsslich vom Löffel lutschen, so bleiben auch die wertvollen Inhaltsstoffe erhalten.

Mittags: Löffeln Sie mittags 250 ml warme Gemüsebrühe.

Nachmittags: Gönnen Sie sich Ihren Lieblingstee mit einem Löffel Honig.

Abends: Genießen Sie ein Glas (200 ml) Obst- oder Gemüsesaft in kleinen Schlucken.

Zwischendurch: Trinken Sie zwischendurch möglichst 2 Liter Kräutertee oder Wasser zusätzlich am Tag. Das tut dem Flüssigkeitshaushalt gut! Bei Hitze ist Trinken zwischendurch ohnehin unumgänglich! Das Gleiche gilt nach sportlicher Betätigung. Machen Sie sich das regelmäßige Trinken von Wasser am besten zur Gewohnheit.

Die Gemüsebrühe zubereiten

Zur Zubereitung einer Tagesration von 250 ml Gemüsebrühe brauchen Sie etwa 500 Gramm frisches, saisonales Gemüse, z. B. Möhren, Tomaten, Sellerie, Petersilienwurzel, Kürbis etc. Aber bitte keine Kartoffeln! Zutaten wie Zwiebeln, Kohl, Bohnen und auch Hülsenfrüchte sind wegen ihrer blähenden Wirkungen nicht geeignet. Probieren Sie aus, welche Variante aus zwei oder auch drei Gemüsesorten Ihnen am besten schmeckt.

Zubereitung für zwei Portionen: Etwa 1 Kilogramm frisches, klein geschnittenes Gemüse in 600 ml heißem Wasser auf kleinster Stufe garen und durch ein Sieb geben. Etwa ¼ des gegarten Gemüses dürfen Sie durch vorsichtiges Drücken durch das Sieb in die Brühe geben. Frische Kräuter und 4 Gramm Salz (etwa 1 kleiner Teelöffel) runden den Geschmack der Brühe ab. Sie können die Brühe sehr gut einfrieren, sodass Sie nicht jeden Tag frisch kochen müssen. Falls Sie in der kalten Jahreszeit fasten, könnten Sie die Brühe auch abends zu sich nehmen.

Ihr individuelles Begleit-programm

Bewegung: Machen Sie so viele Liege-stütze wie möglich. Das trainiert den ganzen Körper. Führen Sie die Übung langsam und konzentriert aus. Wie wäre es heute mit einer Radtour? Wählen Sie sichere Radwege und wenig befahrene Straßen aus. Gibt es eine Möglichkeit in Ihrer Nähe, Badminton zu spielen? Vielleicht haben Sie heute Lust dazu.

Den Atem beobachten: Legen Sie sich ganz entspannt auf eine Matte oder eine Decke in Rückenlage auf den Boden. Spü-ren Sie die Auflagepunkte Ihres Körpers und atmen Sie einige Male bewusst und spürbar aus. Nun folgen Sie mit Ihrer Aufmerksamkeit Ihrem Ein- und Aus-atmen. Versuchen Sie, den Atem nur zu beobachten, ohne ihn zu beeinflussen. Dann führen Sie, Ihrem Einatmen fol-gend, beide Arme über den Kopf in die Streckung. Ausatmend führen Sie lang-sam die Arme zum Körper zurück. Diese kleine Übung zur Harmonisierung von Körper und Geist wiederholen Sie einige Male. Ihre Bewegung folgt dabei Ihrem Atem. Wiederholen Sie diese kleine Übung für einige Minuten immer dann, wenn Ihnen danach ist.

Wenn Sie mögen, könnten Sie heute auch um die Mittagszeit einen Leberwi-ckel anlegen (Anleitung siehe Seite 47).

Der zweite Fastentag

Wie die Natur sie gegeben hat, so ist jede Schönheit richtig.
Sextus Properz (Propertius, 49–15 v. Chr.), Elegiker aus Umbrien

Zum Aufstehen: Genießen Sie nach dem Aufstehen Ihren Morgentee mit oder ohne Honig.

Mittags: Löffeln Sie mittags 250 ml warme Gemüsebrühe (siehe Seite 44).

Nachmittags: Gönnen Sie sich Ihren Lieblingstee mit einem Löffel Honig.

Abends: Genießen Sie ein Glas (200 ml) Obst- oder Gemüsesaft in kleinen Schlucken.

Zwischendurch: Trinken Sie zwischendurch möglichst 2 Liter Wasser oder Tee zusätz-lich am Tag. Das kann ein Kräutertee sein; Pfefferminztee und Fencheltee sind z.B. wohltuend für den Magen-Darm-Trakt.

Darmreinigung

Es ist sinnvoll, jeden zweiten Tag während der Fastenwoche für eine Darmreinigung zu sorgen. In der Klinik werden hierzu Einläufe verwendet. Wenn Sie damit vertraut sind, könnten Sie das auch zu Hause durchführen. Ansonsten ist es besser, zum Abführen einfach ein Glas Sauerkrautsaft zu trinken.

Ihr individuelles Begleitprogramm

Bewegung: Haben Sie schon einmal Yoga gemacht? Wenn ja, dann führen Sie heute einfach Übungen aus Ihrem Repertoire aus. Falls Yoga neu für Sie ist, möchten Sie vielleicht die folgende Baum-Übung einmal ausprobieren: Stellen Sie sich aufrecht hin, die Füße hüftbreit auseinander. Denken Sie an einen starken Baum. Aus Ihren Füßen wachsen Wurzeln in den Boden. Sie sind fest verankert. Spannen Sie die Rumpfmuskulatur, insbesondere die Bauchmuskeln, zur Stabilisierung an. Strecken Sie Ihre Arme zur Seite, um die Balance zu halten und verlagern das Gewicht auf das linke Bein. Heben Sie den rechten Fuß an und drehen dabei das rechte Knie nach außen. Legen Sie die Fußsohle in Kniehöhe am linken Bein an. Führen Sie nun die Arme über dem Kopf zusammen, sodass sich die Handflächen berühren. Versuchen Sie etwa fünf Atemzüge so zu bleiben.

Achtsames Spüren: Gehen Sie mal wieder barfuß; wenn Sie die Möglichkeit haben, am besten draußen. Besonders am Morgen durch taufeuchtes Gras zu Laufen ist ein erfrischender, belebender Start in den Tag. Wenn morgens das Gras noch nass ist, könnten Sie auch Kneipp'sches Tautreten machen: Mit warmen Füßen barfuß ca. 3 Minuten im Storchengang (Füße bei jedem Schritt anheben) über das nasse Gras gehen. Danach die Füße mit einem Frottiertuch warm und trocken rubbeln, Socken anziehen und 10 Minuten im Warmen ruhen. Sollte es zu kalt sein, um draußen barfuß herumzulaufen, gestalten Sie sich in der Wohnung einen kleinen Sinnesparcours. Legen Sie einfach unterschiedliche Materialien auf Ihren Fußboden und ertasten mit Ihren nackten Füßen, wie es sich anfühlt. Stellen Sie sich vor das geöffnete Fenster und heben beim Einatmen die Arme seitlich über den Kopf in die Streckung, bis die Handflächen sich berühren. Wenn der Aus-Atem kommt, führen Sie die Arme seitlich langsam zu den Seiten zurück. Lassen Sie auch die Atempausen nach dem Ein- und Ausatmen zu. Spüren Sie, wie sich diese kleine Übung für Sie anfühlt.

Der dritte Fastentag

Wir brauchen nicht mehr Geld,
wir brauchen nicht mehr Erfolg und Ruhm,
wir brauchen weder den perfekten Körper
noch den perfekten Partner –
wir haben unseren Geist,
mehr braucht man nicht, um glücklich zu sein.
Dalai Lama

Zum Aufstehen: Genießen Sie nach dem Aufstehen Ihren Morgentee, den Sie ganz nach Ihrer Stimmung auswählen können. Wenn Ihr Körper es verlangt, können Sie den Tee gern mit einem Teelöffel Honig süßen. Sie können den Honig, statt ihn in den Tee zu geben, immer auch genüsslich vom Löffel lutschen, so bleiben auch die wertvollen Inhaltsstoffe erhalten.

Mittags: Löffeln Sie mittags 250 ml warme Gemüsebrühe (siehe Seite 44).

Nachmittags: Gönnen Sie sich Ihren Lieblingstee mit einem Löffel Honig.

Abends: Genießen Sie ein Glas (200 ml) Obst- oder Gemüsesaft in kleinen Schlucken.

Zwischendurch: Trinken Sie zwischendurch möglichst 2 Liter Wasser oder Tee zusätzlich am Tag. Variieren Sie die Teesorten zur Abwechslung.

Einen Leberwickel anlegen

Unterstützen Sie Ihre Leber bei der Entgiftung, indem Sie jeden zweiten Tag einen Leberwickel anlegen. Das können Sie im Wechsel mit der Darmreinigung – also dem Abführen mit Sauerkrautsaft oder einem Einlauf – machen. Legen Sie sich in der Mittagszeit zwischen 12 und 13 Uhr mit einem Leberwickel ins Bett. Vorher sollten Sie noch einmal die Blase und gegebenenfalls den Darm entleeren.

Legen Sie ein mit kaltem oder warmem Wasser getränktes Leintuch auf die Lebergegend (rechter Oberbauch). Dieses nasse Tuch decken Sie mit einem Frottiertuch ab und wickeln anschließend ein Moltontuch um Ihren Leib. Der Wickel bleibt ca. 45–60 Minuten liegen. Normalerweise wird der Wickel nach ca. 10 Minuten als wohlig warm empfunden. Die meisten genießen diese Mittagsruhe sehr.

Ihr individuelles Begleit-programm

Bewegung heute: Heute ist ein guter Tag für ein Ausdauertraining; falls Sie zu Hause einen Crosstrainer haben, können Sie vormittags und nachmittags jeweils 40 Minuten trainieren. Oder Sie besuchen vormittags ein Fitnessstudio in der Nähe und legen nachmittags eine stramme Nordic-Walking-Runde ein oder joggen. Achten Sie immer auf die Signale Ihres Körpers, Sie dürfen sich durchaus anstrengen, sollten sich aber nicht überfordern.

Die Schönheit der Natur: In Ihrer Fastenwoche haben Sie Zeit, einmal nur an sich zu denken und gut für sich selbst zu sorgen. Schenken Sie sich heute doch einfach einmal eine Rose. Betrachten Sie diese und nehmen Sie den Duft, die Schönheit und Vollkommenheit mit allen Sinnen auf. Nehmen Sie außerdem ganz genau wahr, wie sich die Natur Ihnen heute zeigt; die Farbe der Bäume oder das Geräusch des Windes. Erlauben Sie sich, die Natur mit Neugier und wachen Sinnen neu zu entdecken. Genießen Sie Sonne und Wind auf Ihrer Haut, hören Sie den Vögeln zu!

Der vierte Fastentag

An seinem Ärger festzuhalten ist genauso
wie eine glühende Kohle in die Hand zu nehmen,
um sie nach jemandem zu werfen.
Du bist derjenige, der sich verbrennt.
Buddha

Zum Aufstehen: Genießen Sie nach dem Aufstehen Ihren Morgentee, den Sie ganz nach Ihrer Stimmung auswählen können. Wenn Ihr Körper es verlangt, können Sie den Tee gern mit einem Teelöffel Honig süßen. Sie können den Honig, statt ihn in den Tee zu geben, immer auch genüsslich vom Löffel lutschen, so bleiben auch die wertvollen Inhaltsstoffe erhalten.

Mittags: Löffeln Sie mittags 250 ml warme Gemüsebrühe (siehe Seite 44).

Nachmittags: Gönnen Sie sich Ihren Lieblingstee mit einem Löffel Honig.

Abends: Genießen Sie ein Glas (200 ml) Obst- oder Gemüsesaft in kleinen Schlucken.

Zwischendurch: Trinken Sie zwischendurch möglichst 2 Liter Tee oder Wasser zusätzlich am Tag.

Ihr individuelles Begleitprogramm

Bewegung: Ein Vorschlag ist, sich heute im Wasser zu aalen. Das kann im Schwimmbad oder auch im Badesee sein. Ziehen Sie zunächst so sportlich, wie es für Sie angemessen ist, Ihre Bahnen. Falls es ein Thermal- oder Warmwasserbecken gibt, wollen Sie vielleicht dort noch die wohlige Wärme genießen. Oder gibt es einen Wassergymnastik- oder Aqua-Jogging-Kurs? Das Training im Wasser ist sehr effektiv und gelenkschonend, also ideal bei Übergewicht

und/oder Gelenkproblemen. Sie müssen Ihr Körpergewicht nicht tragen, aber gegen den Wasserwiderstand anarbeiten, sodass auch einfache Übungen viel anstrengender sind als an Land.

Loslassen: Heute ist Entrümpelungstag! Entrümpeln Sie Schubladen, Ihren Kleiderschrank, Ihr Adressbuch. In welcher Ecke, in welchem Lebensbereich hat sich zu viel Ballast und Unnützes angesammelt? Sich von Altem zu trennen, kann sehr befreiend sein. Vielleicht gibt es auch irgendein Ärgernis, das Sie schon länger mit sich herumtragen? Sind Sie bereit, heute einem Menschen irgendetwas zu verzeihen? Denken Sie auch an die „Entrümpelung" Ihres Körpers und trinken ein Glas Sauerkrautsaft zur Darmreinigung.

Der fünfte Fastentag

> Im Grunde sind es immer die Verbindungen mit Menschen, die dem Leben seinen Wert geben.
> Friedrich Wilhelm Freiherr von Humboldt, 1767–1835

Zum Aufstehen: Genießen Sie nach dem Aufstehen Ihren Morgentee, den Sie ganz nach Ihrer Stimmung auswählen können. Wenn Ihr Körper es verlangt, können Sie den Tee gern mit einem Teelöffel Honig süßen. Sie können den Honig, statt ihn in

den Tee zu geben, immer auch genüsslich vom Löffel lutschen, so bleiben auch die wertvollen Inhaltsstoffe erhalten.

Mittags: Löffeln Sie mittags 250 ml warme Gemüsebrühe (siehe Seite 44).

Nachmittags: Gönnen Sie sich Ihren Lieblingstee mit einem Löffel Honig.

Abends: Genießen Sie ein Glas (200 ml) Obst- oder Gemüsesaft in kleinen Schlucken.

Zwischendurch: Trinken Sie zwischendurch möglichst 2 Liter Tee oder Wasser zusätzlich am Tag. Legen Sie sich zur Mittagsruhe mit einem Leberwickel ins Bett.

Ihr individuelles Begleitprogramm:

Bewegung: Schauen Sie, ob Sie sich vielleicht einer Volleyball-Gruppe anschließen können – das trainiert die Ausdauer und die Konzentration. Außerdem macht es vielen Menschen sehr viel mehr Freude, gemeinsam mit anderen Sport zu treiben. Es kann natürlich auch jede andere Ballsportart oder Sport in der Gruppe sein. Bauen Sie je nach Intensität der gewählten Sportart eine, zwei oder auch drei Einheiten in Ihren Tagesablauf ein. Zum Beispiel morgens 45 Minuten Yoga, nachmittags 60 Minuten Sport in der Gruppe, abends 30 Minuten Pilates.

Achtsame Begegnungen: Fragen Sie sich, wer Ihnen heute guttut und verabreden sich ganz intuitiv. Vielleicht sagen Sie Ihrem Gegenüber heute, dass sie ihn mögen und dass er jetzt gerade wichtig für Sie ist. Oder begegnen Sie sich heute einmal selbst im Spiegel. Liebevoll und annehmend. Lächeln Sie Ihr Bild im Spiegel an. Sagen Sie sich: „Ich liebe mich. Das wird heute ein guter Tag."

Der sechste Fastentag

Zu erkennen, dass das Lob des Menschen
der Frucht am Baume gleicht, heißt,
die Einheit des Lebens zu begreifen.
Khalil Gibran 1883–1935

Zum Aufstehen: Genießen Sie nach dem Aufstehen Ihren Morgentee. Wenn Ihr Körper es verlangt, können Sie den Tee gern mit einem Teelöffel Honig süßen. Sie können den Honig, statt ihn in den Tee zu geben, immer auch genüsslich vom Löffel lutschen, so bleiben auch die wertvollen Inhaltsstoffe erhalten.

Mittags: Löffeln Sie mittags 250 ml warme Gemüsebrühe (siehe Seite 44).

Nachmittags: Gönnen Sie sich Ihren Lieblingstee mit einem Löffel Honig.

Abends: Genießen Sie ein Glas (200 ml) Obst- oder Gemüsesaft in kleinen Schlucken.

Zwischendurch: Trinken Sie zwischendurch möglichst 2 Liter Tee oder Wasser zusätzlich am Tag. Außerdem könnten Sie heute wieder ein Glas Sauerkrautsaft zur Darmreinigung trinken.

Ihr individuelles Begleitprogramm:

Bewegung: Was halten Sie davon, heute eine Wanderung über 2–3 Stunden zu machen? Suchen Sie sich möglichst eine hügelige Gegend mit unberührter Natur aus. Nehmen Sie sich die Zeit, alles intensiv wahrzunehmen: Die Gerüche im Wald, auf den Wiesen. Bestaunen Sie das Leben um Sie herum, die Insekten, die von Pflanze zu Pflanze summen, die Vögel, die auf Ästen sitzend den Tag bejubeln, Raubvögel, die elegant ihre Kreise ziehen, um dann herabzustoßen, um ihre Beute zu fangen, Rehe, die scheu flüchten. Wunderschön sind die verschiedenen Strukturen der mächtigen Bäume, ihre Kronen, die der Sonne entgegenstreben. Atmen Sie im Wald auch immer wieder tief durch. Genießen Sie die unterschiedlichen Sinneseindrücke in vollen Zügen.

Achtsamkeitsübung – Lob: Vielleicht mögen Sie heute einen oder zwei vertraute Menschen bitten, für Sie aufzuschreiben, mit welchen Stärken sie Sie sehen. Und loben Sie sich ruhig auch einmal selbst, denn: Eigenlob stimmt!

Der siebte Fastentag

Schöpferisch tätig sein heißt,
etwas Ureigenes aus sich selbst herausgeben.
Jean Baptiste Henri Lacordaire (franz. Dominikaner, 1802–1861)

Zum Aufstehen: Genießen Sie nach dem Aufstehen Ihren Morgentee, eventuell mit Honig.

Mittags: Löffeln Sie mittags 250 ml warme Gemüsebrühe (siehe Seite 44).

Nachmittags: Gönnen Sie sich Ihren Lieblingstee mit einem Löffel Honig.

Abends: Genießen Sie ein Glas (200 ml) Obst- oder Gemüsesaft in kleinen Schlucken.

Zwischendurch: Trinken Sie zwischendurch möglichst 2 Liter Tee oder Wasser zusätzlich am Tag.

Für die Aufbautage einkaufen

Heute ist Ihr letzter Fastentag: Am morgigen Tag folgt das Fastenbrechen und danach drei Aufbautage. Heute dürfen Sie also für die nächsten Tage einkaufen. Bitte besorgen Sie alles im Bioladern oder Reformhaus.

- 9 Bio-Äpfel
- 1 Tüte (Bio)Trockenpflaumen
- 1 Becher Bio-Quark
- 1 Becher Bio-Buttermilch
- 1 Becher Bio-Joghurt
- 1 Glas Fruchtaufstrich nach Geschmack
- verschiedene Obstsorten nach Saison und Geschmack
- 1 Kopf Salat nach Saison und Geschmack
- 1 kleines Glas Honig, z. B. Akazie
- wenige Biokartoffeln
- 1 Liter Milch
- 3 frische Karotten für Rohkost
- 1 Zucchini für Gemüsesticks
- Vollkornreis
- 3 Tomaten
- kleine Packung Frischkäse
- 1 Gurke, 1 Kohlrabi, 4 Radieschen für Rohkost und Salate
- 1 Dickmilch (die könnten Sie auch selbst machen)
- Hirse
- frisches Basilikum und weitere frische Kräuter

- Getreide (Sonnenblumenkerne, Dinkel, Buchweizen oder Roggen) zum Keimen fürs Müsli (eine Keimbox erhalten Sie im Bioladen oder im Reformhaus)
- Haferflocken fürs Müsli
- 1 Zitrone
- Meersalz-Fleur de Sel
- kleine Flasche Apfelessig und Oliven- bzw. Rapsöl

Ihr individuelles Begleit-programm

Bewegung: Kennen Sie Bodyrolling? Das ist eine Übungsform aus dem englisch-sprachigen Raum, bei der mit einem spe-ziellen Ball die Beweglichkeit und Koor-dination geschult wird. Oder haben Sie Lust auf Zumba? Bei dieser hochaktiven Tanzform könnten Sie sich richtig aus-powern.

Kreativität und Ausdruck: Schauen Sie doch heute einmal, in welcher Weise Sie Ihre Kreativität ausdrücken mögen: Malen Sie, schreiben Sie ein Gedicht, singen und tanzen Sie. Trauen Sie sich und entdecken vielleicht ein verborge-nes Talent oder die fast vergessene Freude wieder, die singen macht. Wollen Sie heute zur Mittagszeit noch einmal einen Leberwickel anlegen? Vielleicht wollen Sie diese wohltuende Gewohn-heit auch beibehalten, wenn Sie zum Beispiel an Wochenenden Entlastungs-tage einlegen.

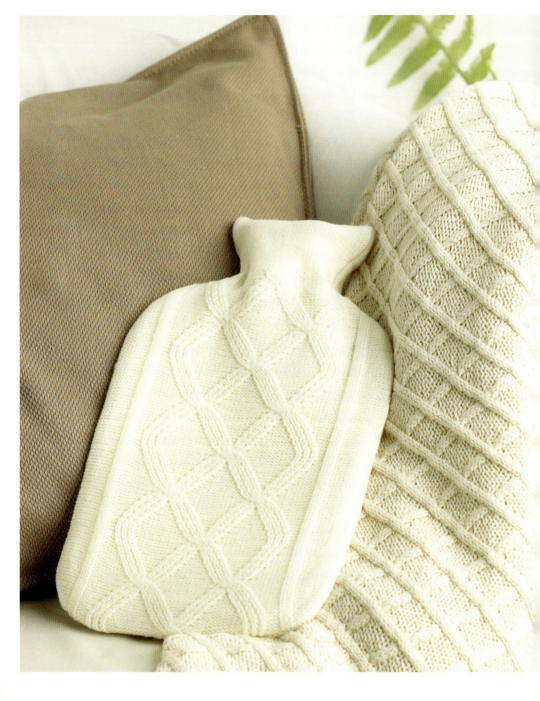

Wohlfühl- und Motivationstipps

Gerade wenn Sie das erste Mal fasten oder zu Beginn der Fastentage kann Ihr Befinden leicht beeinträchtigt sein; Ihnen ist kalt, der Magen grummelt oder Sie verspüren Kopfschmerzen … Meist handelt es sich nur um harmlose Umstellungsreaktionen des Körpers, die sich leicht beheben lassen bzw. von selbst wieder vergehen.

Was tun, wenn …

Im Folgenden finden Sie Tipps, was Sie bei typischen Befindlichkeitsstörungen tun können, um sich wieder rundum wohlzufühlen. Wenn Sie sich über einen längeren Zeitraum nicht gut fühlen oder ernste Beschwerden auftauchen, zögern Sie bitte nicht, zum Arzt zu gehen.

… ich fröstele?

Ursache ist die vorübergehende geringere Aktivität der Schilddrüse. Deshalb gilt im Fasten der Grundsatz: Warm halten und warm anziehen, wenn Sie ins Freie gehen! Trinken Sie einen heißen Tee mit ein wenig Honig oder heißes, abgekochtes Wasser mit einer Spur frischem Ingwer. Machen Sie sich eine Wärmflasche und ziehen Sie warme Socken an. Bewegung wärmt, also – auch bei niedrigen Außentemperaturen – warm eingepackt Sport treiben.

… mein Bauch grummelt?

Das sind sogenannte Leerlaufperistaltiken, also Leerbewegungen des Magen-Darm-Traktes, die eventuell zu Beginn des Fastens auftreten können, häufig nur bei Erst-Fastern. Hierbei handelt es sich um eine Umstellungsreaktion, die Symptome verschwinden schnell. Auch hier helfen eine Wärmflasche und eine ganz sanfte Bauchmassage im Uhrzeigersinn.

… ich Appetit/Hunger habe?

Echter Hunger tritt während des Fastens nach den ersten 1–2 Umstellungstagen nicht mehr auf. Was natürlich immer mal wieder vorkommen kann, ist Appetit auf bestimmte Nahrungsmittel, insbesondere, wenn entsprechende Essensgerüche zu Ihnen dringen. Ob Sie froh sind, sich während des Fastens einmal nicht ums Essen kümmern zu müssen, oder ob Sie häufig an Gaumenfreuden denken und Gelüste verspüren, hängt von Ihrem bisherigen Lebensstil und Ihrem Verhältnis zur Nahrungsaufnahme ab. Viele Menschen erspüren die Empfindungen von Hunger, Appetit und Sattheit nicht mehr richtig. Sie verwechseln Appetit oder Gelüste mit Hunger, spüren selbst nach einer üppigen Mahlzeit nicht, dass Sie längst satt sein müssten oder meinen, Hunger zu haben, obwohl Ihnen eigentlich Flüssigkeit fehlt, sie also Durst verspüren müssten. Die Fastenzeit und die achtsam erlebten Aufbautage sensibilisieren Sie wieder für diese Empfindungen.

Tipp

Lenken Sie sich durch Bewegung an der frischen Luft ab, telefonieren Sie mit einer Freundin oder unternehmen Sie etwas anderes, worauf Sie gerade Lust haben.

Sollten Appetitgefühle während des Fastens bei Ihnen auftreten, reicht es oft, eine Tasse Tee mit einem Teelöffel Honig zu trinken. Oder wenn es Sie nach etwas Herzhaftem gelüstet, löffeln Sie eine Tasse warme Gemüsebrühe.

… ich Kopfschmerzen habe?

Kopfschmerzen treten gelegentlich zu Beginn des Fastens auf. Ursache ist die entwässernde Wirkung des Fastens, die zu einer starken Verminderung des Flüssigkeitsvolumens außerhalb der Zellen führt. Daher ist die Einhaltung der empfohlenen Trinkmenge so wichtig. Kopfschmerzen durch den Entzug von Koffein sind nicht selten und können schon ab vier Tassen Kaffee (nie bei Tee!) pro Tag auftreten. Eine halbe Tasse Kaffee als Therapeutikum lassen diese Art Kopfschmerz oft schon verschwinden. Eine gute Darmreinigung und Entspannungsmethoden wie Yoga oder autogenes Training bieten ebenfalls Abhilfe. Auch eine heiße Dusche, im Nacken beginnend, oder ein Spaziergang an der frischen Luft entspannen.

… meine Haut juckt?

Unsere Haut ist die Grenzfläche zwischen Innenwelt und Außenwelt. Da sie als Organ mit der größten Oberfläche während des Fastens Stoffe abgibt, kann es durch diesen begrüßenswerten Entgiftungsvorgang zu Hautreaktionen kommen, die mit Juckreiz verbunden sein können. Hierbei handelt es sich nicht um eine Allergie, die Irritationen verschwinden von allein.

Außerdem sollte die Haut liebevoll gepflegt werden, ratsam ist z. B. die Anwendung einer Lotion mit 10 % Harnstoff, der ein Eindringen der Lotion (z. B. von Imlan® oder Bedan®, beide aus der Apotheke) unter die Haut bewirkt.

TIPP

Auch Ihrer Haut tut es gut, wenn Sie viel trinken! Eine hohe Flüssigkeitsmenge hilft zu entgiften und fördert die Durchfeuchtung der Haut. Der angenehme Nebeneffekt: Die Haut wird straffer.

… ich Wadenkrämpfe habe?

Wadenkrämpfe treten bei Magnesium- oder Kaliummangel auf, oft auch außerhalb des Fastens. Hier helfen Kneipp-Anwendungen, z. B. Beingüsse und Wassertreten. Auch Magnesiumpräparate aus der Apotheke schaffen Abhilfe, zum Beispiel Biolectra Magnesium Direct® von Hermes Arzneimittel.

Homöopathisch sollte man Cuprum met. D 6 2 x 5 Globuli (im Mund zergehen lassen) versuchen.

… mein Blutdruck sinkt oder mir schwindelig ist?

Durch die Entleerung der Kochsalzdepots und die vegetative Umstellung können im Fasten die Blutdruckwerte im unteren Bereich vorübergehend schwanken, mal mit, mal ohne Beschwerden. Wenn Sie Probleme mit niedrigem Blutdruck haben und Ihnen dadurch beispielsweise schwindelig ist, trinken Sie reichlich Wasser. Oft hilft auch das Trinken einer Tasse Schwarztee mit 1 Teelöffel Honig oder einer therapeutischen Tasse Kaffee. Auch kalte Kneipp-Güsse und anschließend eine Wärmflasche und warme Socken helfen. Regelmäßige Ausdauerbewegung ist ein weiterer wichtiger Faktor für die Stabilisierung des Blutdrucks. Medikamente sind dagegen meist nicht notwendig. Wenn Sie unsicher sind, gilt auch hier: Suchen Sie Ihren Arzt auf.

… ich nachts nicht schlafen kann?

Beim Fasten können Einschlaf- und/oder Durchschlafstörungen auftreten. Das braucht Sie jedoch nicht zu beunruhigen. Der Stoffwechsel und das vegetative Nervensystem hängen eng zusammen. Durch die Umstellungen im Fasten kann es zu einer nervlichen Angeregtheit kommen, die keineswegs negativ sein muss, und die im Verlauf in Gelassenheit und mehr innere Ruhe übergeht.

Um das Einschlafen zu fördern, vermeiden Sie vor dem Zu-Bett-Gehen alles, was Sie zusätzlich auf-/anregen könnte. Diese Empfehlungen gelten generell, also auch außerhalb der Fastenzeit.

- Schauen Sie abends keine Krimis, Thriller, politische Diskussionen oder was Sie sonst aufregen könnte, im Fernsehen.
- Sie sollten vorm Ins-Bett-Gehen auch nicht mehr am Computer arbeiten, denn abendliche oder nächtliche Bildschirmarbeit stören die innerliche Ruhe.
- Sorgen Sie dafür, dass Sie abends zur Ruhe kommen.
- Machen Sie einen Abendspaziergang.
- Oder nehmen ein entspannendes Bad, zum Beispiel mit Lavendelöl, das beruhigend und schlaffördernd wirkt.
- Trinken Sie einen Kräuter-Schlaftee.
- Führen Sie eine beruhigend wirkende Achtsamkeitsübung durch (zum Beispiel den „Bodyscan", bei dem Sie mit Ihrer Aufmerksamkeit durch den gesamten Körper wandern).

- Auf keinen Fall sollten Sie chemische Schlafmittel einnehmen.

Tipp

Wenn Sie nachts wach liegen, sollten Sie sich nicht ärgern oder mit Grübeln anfangen. Nutzen Sie die Zeit, um ein Buch zu lesen, schreiben Sie in Ihr Tagebuch oder einen Brief, den Sie schon lange schreiben wollten.

… ich wissen will, ob ich abnehme?

Wenn Sie Gewicht verlieren, sind Sie vermutlich nicht unglücklich darüber. Aber selbst wenn der Gewichtsverlust ein Hauptgrund für Ihr Fasten sein sollte, widerstehen Sie bitte dem Wunsch, täglich auf die Waage zu steigen! Nichts zerstört die Fastenatmosphäre so nachhaltig wie der häufige Gang zur Waage. Wiegen Sie sich lediglich einmal vor der Fastenwoche und einmal danach! Bitte bedenken Sie dabei, dass Sie nach dem Fasten natürlicherweise (Eiweißaufbau, Darmfüllung) rund zwei Kilo wieder „zunehmen". Wesentlich aussagekräftiger ist Ihr Bauchumfang in der Taille, diesen sollten Sie vor und nach der Fastenwoche messen. An Ihrem Bauchumfang werden Sie feststellen, dass Sie tatsächlich

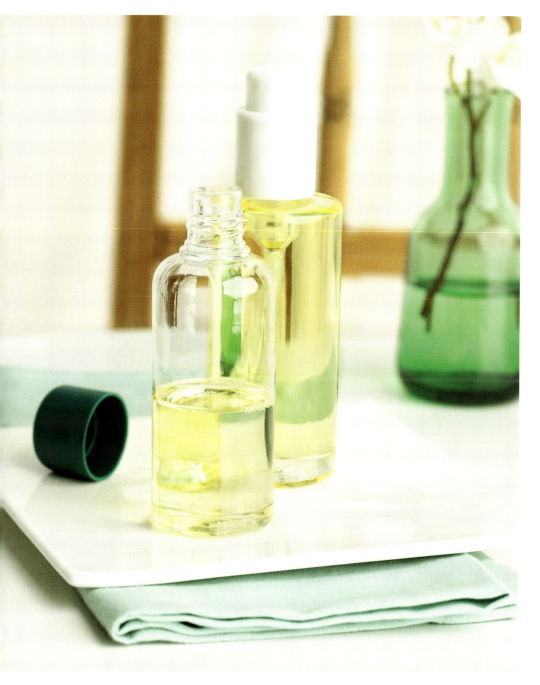

„abgespeckt" haben. Es ist erwiesen, dass bei ständigem Denken an einen Gewichtsverlust Stressreaktionen im Körper ausgelöst werden, die eine Gewichtsabnahme verlangsamen oder blockieren. Auch hier gilt also: loslassen.

... Körper- oder Mundgeruch entsteht?

Während des Fastens werden Giftstoffe auch über die Haut und die Lunge ausgeschieden. Wegen dieser Ausdünstungen empfiehlt sich tägliche Körperpflege mit milden Duschgels und einer rückfettenden Lotion mit 10 % Harnstoff. Denken Sie auch mehrmals täglich an Mundhygiene. Putzen Sie auch im Fasten zwei- bis dreimal täglich die Zähne und verwenden dabei auch Interdentalbürsten oder Zahnseide; vergessen Sie auch nicht, den Belag von der Zunge mit Zungenbürste und -schaber zu entfernen. Wenn Sie dann noch mit einem Mundwasser (z. B. Meridol Halithosis® aus der Apotheke)

ausspülen, haben Sie garantiert wieder angenehm frischen Atem.

... ich müde bin oder Ruhe brauche?

Hören Sie auf Ihren Körper und gönnen Sie ihm Schlaf und Ruhe, wann immer er danach verlangt. Durch Fasten entsteht häufig der Wunsch nach Stille. Ziehen Sie sich jeden Tag für eine gewisse Zeit zurück. Meditieren Sie oder suchen Sie Ihren ganz persönlichen Weg, Stille zu erleben:

Tipp

Wenn Sie hinter der Schlappheit Übersäuerung vermuten, können Sie zum Beispiel Basen-Tabs® von Pascoe aus der Apotheke einnehmen. Ob Sie übersäuert sind, lässt sich einfach mit Urin-Stix (auch aus der Apotheke) feststellen.

Munter- und Mutmacher

Es ist völlig normal, wenn Sie während Ihrer Fastenwoche den einen oder anderen Durchhänger haben. Mit diesen Tipps und Vorschlägen kommen Sie aus dem Motivationstief wieder heraus.

Die Top 10 gegen kleine Durchhänger

1. Kochen Sie sich Ihren Lieblingstee, gönnen Sie sich einen Löffel Honig.

2. Genießen Sie Wärme auf eine Art, die Ihnen jetzt guttut; Wärmflasche, Woll-decke, Fußbad, Badewanne, Sauna.

3. Gehen Sie in die Natur, genießen Sie frische Luft und „grüne Impulse".

4. Rufen Sie Ihre beste Freundin, Ihren besten Freund an.

5. Lesen Sie ein Lieblingsbuch, -gedicht, schauen Sie einen Bildband an, hören Sie Musik oder entspannen Sie bei einem Hörbuch.

6. Lächeln Sie.

7. Planen Sie Ihren nächsten Urlaub.

8. Verabreden Sie sich zu einem Kino-besuch oder einem Abend mit einer Person, die Ihnen guttut und mit Ihnen Tee trinkt.

9. Schauen Sie in der Beschreibung der Fastentage, welches Begleitprogramm Ihnen jetzt gerade Freude bereiten würde.

10. Kaufen oder pflücken Sie sich einen schönen, üppigen Blumenstrauß.

Motivierende Gedanken

- „Fasten schafft Platz für Neues, der Blick wird freier und schärft sich."

- „Ich erreiche meine Ziele, wenn ich fest daran glaube und resolut handele!"

- „Wofür bin ich heute dankbar?" Dank-barkeit ist ein Schlüssel zum Glück und Glück ist immer nur jetzt und oft in kleinen Dingen zu finden.

- „Emotionen entstehen nur in meinem Inneren, nur ich bin Lenker und Herrscher meiner Gefühle."

- „Ich bin einzigartig und vergleiche mich in meinem Können und meinen Zielen nicht mit anderen."

- „Meine Ausdauer habe ich mir in dem Augenblick bewiesen, in dem ich mein Ziel erreicht habe."

- „Veränderungen im Inneren folgen immer auch Veränderungen in meinem Umfeld. Ich erwarte sie mit Geduld."

- „Probleme sehe ich als Herausforder-ungen, die ich Schritt für Schritt ange-hen und an denen ich wachsen kann."

- Lesen Sie im Fastentagebuch Ihre Motivationssätze!

Geschafft!
Fastenbrechen und Aufbautage

Die sieben Fastentage liegen hinter Ihnen. Herzlichen Glückwunsch! Am achten Tag kommt das Fastenbrechen, also die achtsame und langsame Umstellung auf das erneute Essen. Klassischerweise isst man nach dem Fasten einen Apfel. Sie werden erstaunt sein, wie viel Freude und Genuss Ihnen dieser Apfel bereiten wird.

Der Tag des Fastenbrechens

Fastenbrechen bedeutet, den Körper nun stufenweise ans Essen zu gewöhnen. Der Magen-Darm-Trakt muss seine Arbeit wieder aufnehmen. Der Stoffwechsel muss sich wieder umstellen. Genauso wie der Körper durch die Entlastungstage an die Fastenzeit gewöhnt wurde, sollten Sie ihn jetzt mit dem behutsamen Fastenbrechen und den Aufbautagen an die Nahrungsaufnahme gewöhnen.

Diese Tage sind sehr wichtig und entscheidend für Ihren Fastenerfolg. Nach dem Fasten haben Sie die Sensibilität und das Gespür dafür, was Ihr Körper tatsächlich braucht – und vor allem, wie viel bzw. wenig er benötigt. Wenn Sie jetzt die Weichen richtig stellen und sich auch in Zukunft vielseitig, gesund und vor allem

Ihrem tatsächlichen Verbrauch entsprechend ernähren und sich weiterhin ausreichend bewegen, werden Sie auch langfristig das erreichte Gewicht halten.

Die langsame Umstellung ist für den Körper ebenso wichtig wir für die Seele. Bleiben Sie bei sich und spüren Sie immer wieder in sich hinein, Ihr Körper sagt Ihnen jetzt deutlich, was er braucht. Und was nicht.

Ihr heutiger Speiseplan

Morgens trinken Sie wie gewohnt eine Tasse Tee. Am Vormittag zelebrieren Sie dann Ihren ersten Apfel. Nehmen Sie einen aromatischen Bio-Apfel. Schneiden

Sie ihn in Spalten. Lassen Sie die Schale dran und möglichst auch das Kerngehäuse. Nehmen Sie sich Zeit (mindestens eine ½ Stunde) und kauen, genießen und schmecken jeden Apfelspalt genüsslich. Gestalten Sie diese Mahlzeit meditativ und in Stille.

Am Mittag gibt es eine letzte Fastenbrühe und am Nachmittag dürfen Sie einen weiteren Apfel wie gerade beschrieben genießen. Der Apfel ist ideal für das Fastenbrechen geeignet, nicht nur, weil er köstlich schmeckt, vitamin- und mineralstoffreich ist, sondern auch, weil er die Verdauungstätigkeit anregt.

Für den Abend bereiten Sie sich eine Kartoffel-Gemüsesuppe (mit anteilig mehr Gemüse!) vor. Dazu können Sie Karotten, Sellerie, Kohlrabi, Zucchini (diese Gemüse gehackt), Pellkartoffeln, Gemüsebrühe, etwas gehackte Kräuter, Gewürze (Meersalz, Muskat, etwas Zwiebel) und eine Spur Butter verwenden. In unserer Klinik kredenzen wir diese Suppe am Abend des Fastenbrechens am feierlich mit Kerzen gedeckten Tisch. Jeder erhält dazu eine Fasten-Urkunde; diese dürfen Sie sich Zuhause nun selbst ausstellen. Lassen Sie es sich schmecken!

WICHTIG

Nicht in alte Gewohnheiten verfallen!

Wenn Sie statt des in Jahrzehnten erprobten Fastenbrechens und der Aufbautage nach dieser Woche wieder mit gewohnten Mahlzeiten beginnen würden, vergeben Sie die Chance einer nachhaltigen positiven Veränderung. Spätestens jetzt sollten Sie sich entschließen, die alten, krank machenden Verhaltensweisen wie z. B. falsche, zu üppige Ernährung, Rauchen, übermäßigen Alkoholgebrauch, Bewegungsmangel (vorwiegend sitzende Lebensweise) sowie negatives Denken abzulegen und gegen gesunde Verhaltensweisen einzutauschen.

TIPP

Auch wenn Sie nicht die geplanten sieben Tage gefastet haben, sondern nur weniger, sollten Sie das Fastenbrechen und die Aufbautage wie hier beschrieben durchführen. Sie brauchen auch kein schlechtes Gewissen zu haben. Beim nächsten Mal klappt es!

Das Gelingen ist manchmal das Endresultat einer Reihe missglückter Versuche. Vincent van Gogh

Die Aufbautage

Das Prinzip der Aufbautage besteht darin, die Nahrungs- und Kalorienmenge langsam zu erhöhen, und zwar anfangs überwiegend mit kohlenhydratreichen Lebensmitteln. Die fett- und eiweißhaltigen Nahrungsmittel werden im Vergleich dazu nur langsam gesteigert. Um den Körper langsam umzustellen, ist es wichtig, die Mahlzeiten – wenn es denn möglich ist – regelmäßig und möglichst zur gleichen Zeit einzunehmen. Wir empfehlen folgenden Ablauf:

- Frühstück zwischen 8 und 9:30 Uhr
- Mittagessen zwischen 12 und 13:30 Uhr
- leichtes Abendessen (mit nur wenigen Kohlenhydraten) zwischen 18 und 19 Uhr

Es ist ratsam, sich auch nach der Fastenwoche im Alltag etwas von dieser Regelmäßigkeit zu bewahren.

Während des Aufbaus sollten Sie
- viel trinken, 2–3 Liter täglich
- sich weiterhin viel und ausdauernd und regelmäßig bewegen
- keine Hektik aufkommen lassen
- möglichst wenig Zucker, auch keine künstlichen Süßstoffe (diese sind sehr kritisch zu bewerten!) o. Ä. essen

- kein Weißmehl verwenden
- wenig Salz nehmen, eventuell etwas Meersalz oder alternativ (besser) Kräutergewürze verwenden
- nur wenig Fett nehmen (anbraten allenfalls mit reinem Kokosfett)

Tipp

Die Verdauung beginnt im Mund. Essen Sie bewusst und langsam. Kauen Sie jeden Bissen 15-mal. Während des Essens sollten Sie nichts trinken, dafür ½ Stunde vorher oder nachher reichlich trinken.

Ihre Mahlzeiten an den Aufbautagen enthalten insgesamt etwa 800 kcal. Dies kann in den folgenden Tagen sehr langsam bis auf zunächst rund 1600 kcal gesteigert werden. Bitte verwenden Sie weiterhin nur Zutaten in Bioland®- oder Demeter®-Qualität.

Erster Aufbautag

- Morgens, noch am Bett: 3 Trockenpflaumen oder -feigen (in der Nacht vorher in Wasser eingeweicht).
- Drei Äpfel über den Tag verteilt.

- Frühstück: 100 Gramm Quark, 1 Esslöffel Fruchtaufstrich, drei Teile frisches Obst, 200 ml Buttermilch oder Tee.
- Mittagessen: 10 Gramm Frischsalat mit 1 Esslöffel Joghurtdressing, 100 Gramm Karotten-Apfel-Rohkost, 2–3 Esslöffel Kartoffelpüree.
- Nachmittag: heller Schwarztee mit 10 Gramm Honig (1–2 Teelöffel).
- Abendessen: 100 Gramm klein geschnittenes Gemüse („Sticks") mit 2 Esslöffeln Kräuterquark, 200 ml Buttermilch oder Tee; gegebenenfalls – wenn unbedingt gewünscht – auch 1 bis max. 2 kleine Teile Obst.

Zweiter Aufbautag

- Morgens, noch am Bett: eingeweichte Pflaumen oder Feigen.
- Frühstück: Müsli, 200 ml Buttermilch oder Tee.
- Zwei Äpfel über den Vormittag oder Tag verteilt (jeweils 20 Minuten kauen pro Apfel).
- Mittagessen: 10 Gramm Frischsalat mit 1 Esslöffel Joghurtdressing, 120 Gramm gedünstete Karotten mit 10 Gramm Butter, 100 Gramm gegarten Vollkornreis, 100 Gramm Quark mit max. 50 Gramm frischem Obst.
- Nachmittag: Tee mit 10 Gramm Honig.

- Abendessen: Tomatensalat mit 2 Zucchini-Frischkäseröllchen.

Müsli: Frisches, saisonales Obst (immer geriebener Apfel), Bio-Joghurt, Flocken (z. B. Haferflocken), Zitronensaft, Honig und frisch angekeimtes Getreide.

Joghurtdressing: Joghurt, Meersalz, verschiedenste Kräuter und Gewürze nach Geschmack, Essig, z. B. Balsamico, hochwertige pflanzliche Öle, verschiedenste Kräuter (frische oder getrocknete Bio-Kräuter) und Gewürze.

Dritter Aufbautag

- Morgens, noch am Bett: eingeweichte Pflaumen oder Feigen.
- Frühstück: Müsli, 200 ml Buttermilch oder Tee.
- Zwei Äpfel über den Tag verteilt.
- Mittagessen: Rohkostplatte: 4 verschiedene Gemüse à 100 Gramm (z. B. Tomate, Gurke, Kohlrabi) auf Blattsalat serviert mit 150 Gramm Kräuterquark, 150 Gramm Dickmilch oder Joghurt mit 50 Gramm frischem Obst.
- Abendessen: 30 Gramm rohe Hirse in Gemüsebrühe oder Wasser wie Reis garen und mit wenig Meersalz und Kräutern abschmecken, dazu gedünstete Tomate und frisches Basilikum.

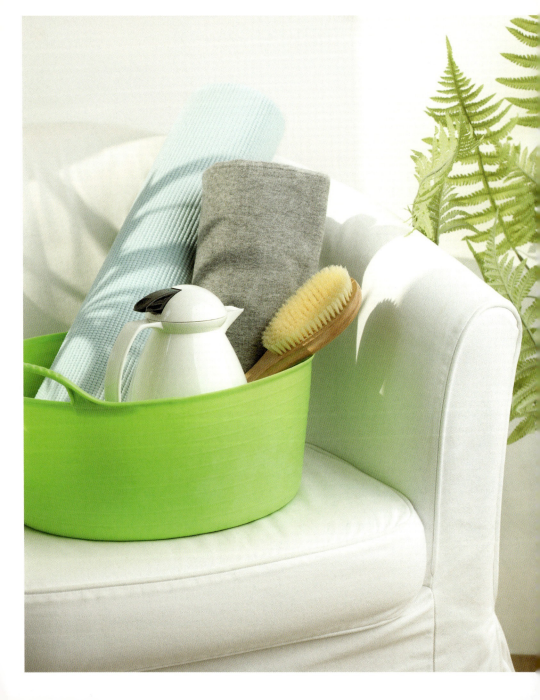

Fertig gefastet – und nun?

Dein Frühstück solltest du alleine essen,
dein Mittagessen mit deinem Freund teilen,
dein Abendessen deinem Feinde schenken.
Russische Volksweisheit

Bevor Sie nun in Ihren Alltag zurückkehren, nehmen Sie sich noch einmal Zeit für eine kurze Rückschau. Was hat mir in meiner Fastenwoche gutgetan und was möchte ich mit in meinen Alltag nehmen? Formulieren Sie hierzu Sätze, die für Sie stimmig sind.

Beispiele:

- Ich möchte mich in Zukunft immer wieder mal an den Apfel am Ende meiner Fastenwoche erinnern und auch im Alltag das Essen mit allen Sinnen genießen, statt einfach „nebenbei" und achtlos zu essen.
- In Zukunft werde ich mehr auf gute Bio-Qualität und auf saisonale und heimische Lebensmittel achten. Das Geld, das ich hier mehr ausgebe, ist mir meine Gesundheit wert!
- Ich verwende mehr frische Zutaten und Kräuter.
- Wann immer mein Körper mir dieses Signal gibt, werde ich „dinner cancelling" (Abendessen ausfallen lassen) üben oder einen oder mehrere Entlastungstage einlegen.
- Die intensive Bewegung während meiner Fastenwoche hat mir gutgetan. Ich werde in Zukunft zweimal wöchentlich 45 Minuten Walken (oder eine andere Sportart betreiben: Schwimmen, Radfahren; Mountainbiken, Inlineskating, Nordic Walking, Tennis, Bergwandern etc.), und zwar immer sonntags und mittwochs.
- Um mich weiter in Achtsamkeit zu üben, baue ich am Wochenende die praktizierten Übungen in meinen Tagesablauf ein.

Ernährungstipps

Betrachten Sie Essen als etwas Genussvolles und Wichtiges. Zu wichtig, um nebenbei zu essen, also bitte nicht im Stehen, beim Fernsehen, Lesen oder am Computer. Lassen Sie sich Zeit beim Essen. Versuchen Sie, nie in Hektik oder Eile zu essen. Wenn Sie keine Zeit haben, essen Sie nur eine gesunde Kleinigkeit wie einen Apfel, aber keinen Hamburger und keine Currywurst. Hier gilt: Kleine Sünden bewusst begehen. Also, wenn Sie unbedingt einmal einen Hamburger oder ein Currywurst essen wollen, dann nehmen Sie sich Zeit und genießen es. Bedenken Sie dabei, dass auch Snacks zwischendurch in der Summe Gewicht machen. Wer täglich zwei, drei „Latte", Café Caramel oder ähnliche Kaffees trinkt, hat kalorientechnisch damit gut und gerne ein komplettes Abendessen „verspeist".

Regelmäßige Mahlzeiten

Folgende Ratschläge halten das Gewicht dauerhaft im Normbereich und verhindern zudem Krankheiten.

Gut frühstücken. Frühstücken Sie regelmäßig. Das Frühstück ist die wichtigste Mahlzeit am Morgen eines jeden Tages. Zum Frühstück hat man in gewissen Grenzen mehr Auswahlmöglichkeiten: z.B. Obstsorten, Vollkornprodukte, Müsli, Honig, Käse etc. Milchprodukte sind willkommen.

Normales Mittagessen. Ihr Mittagessen kann normal sein. Salate bitte immer vor dem restlichen Essen als Vorspeise oder ersten Gang genießen. Diese können Sie gern reichlich essen, bitte auch immer ans gründliche Kauen (15-mal pro Bissen) denken. Dann ist Ihr Magen bereits schon etwas gefüllt und der erste Hunger gestillt, bevor Sie überhaupt zu den kalorienreicheren Speisen kommen. In süßen Salatsaucen allenfalls nur eine Spur Süßstoff oder Zucker einsetzen.

Keine Zwischenmahlzeiten! Zwischen den Mahlzeiten sollten jeweils vier bis fünf Stunden Esspausen liegen. Also bitte keine Zwischenmahlzeiten einlegen, wie das früher einmal gelehrt wurde. Während der Essenspausen sollten Sie sich wenn möglich auch bewegen. Ein „Training" des Hunger- und Sättigungsempfindens geht nur über diese Essenspausen! Es ist offiziell: Zwischenmahlzeiten sind „mega-out"!

Leichtes Abendessen. Als Abendessen eignet sich leichte Kost, z. B. Salate, (wenig Obst), Jogurt, magere Käsesorten. Essen Sie möglichst nicht zu spät abends – z. B. nicht mehr zwischen 19 Uhr abends und 7 Uhr morgens. Wenn möglich, ab circa 18 Uhr keine Kohlenhydrate wie Brot, Kartoffeln, Reis, Mais, Teigwaren/ Nudeln, Desserts, streng genommen dann auch kein Obst mehr essen. Und denken Sie daran, der wichtigste und erholsamste Schlaf ist der vor Mitternacht!

Die hier beschrieben Erkenntnisse basieren auf Forschungen über die Chronobiologie, das heißt der von der Natur vorgegebenen zeitlichen Organisation der biologischen Abläufe in Organismen. Beweise für die Richtigkeit wurden durch wissenschaftliche Untersuchungen erbracht. Diese chronobiologischen Erkenntnisse sollten in das Leben der Menschen Eingang finden.

Abnehmen beginnt im Mund!

Alles, was irgendwie kaubar ist, sollte 15-mal pro Bissen, nicht mehr und nicht weniger, „im Esszimmer" (Mund) ordentlich gekaut werden. Im Speichel befindet sich das Verdauungsenzym α-Amylase. Dieses Enzym muss während des Kauvorganges mit der Nahrung vermischt werden, damit diese bereits vorverdaut

---

WICHTIG

Abends nur kohlenhydratarm essen!

Wenn Sie Kohlenhydrate nach 18 Uhr essen, produziert Ihr Körper für diese Uhrzeit unnötig viel Insulin. Dieses hemmt einerseits Wachstumshormone (z. B. das Hormon HGH hat eine positive Wirkung auf Reparaturvorgänge im Körper, wird vorwiegend nachts produziert und durch Insulin gehemmt), andererseits ist Insulin nachts nicht mehr so wirksam wie tagsüber; ganz abgesehen davon, dass die Insulinproduktion ab 6 Uhr morgens abrupt eingestellt wird – egal, wie viel Zucker dann im Blut ist! Zudem verhindert ein hoher Insulinspiegel die Melatonin-Schlafhormon-Produktion, was sich negativ auf die Schlafqualität auswirkt. Insgesamt sind regelmäßige nächtliche Mahlzeiten ein Risikofaktor für die Entstehung eines Typ-2-Diabetes.

im Magen-Darm-Trakt landet. Dort wird der gut zerkaute Speisebrei gänzlich aufgelöst, und die wertvollen Inhaltsstoffe können vollständig aus dem Darm in den Blutstrom gelangen. Nebenbei: Gutes Kauen sorgt auch für gesunde Zähne und einen problemlosen Stuhlgang.

Tipp

Trinken Sie circa eine halbe Stunde vor und nach den Mahlzeiten in ausreichender Menge. Wenn Sie Ihr Essen mit Getränken „herunterspülen", verhindert das die optimale Aufnahme der Nahrungsinhaltsstoffe und stört die natürliche Verdauung.

Vorsicht bei Fruchtzucker-zusätzen

Vermeiden Sie möglichst industriell hergestellte Produkte, die Fruchtzucker (Fructose) enthalten (z. B. Supermarkt-Müsliriegel, industrielle Lebensmittel). Fructose führt zu Übergewicht (vor allem Bauchfett!), Fettstoffwechselstörungen, Typ-2-Diabetes, Verkalkung der Herzkranzgefäße, eventuell sogar zu einer Lebererkrankung und unter Umständen zu Gichtanfällen. Vor allem aber verhindert künstlich hinzugefügter Fruchtzucker ein Sättigungsempfinden,

das heißt, die „Essbremse" fehlt, sodass man mehr isst, als man vorhatte. Für Sorbitol als Süßstoff gilt das Gleiche, denn es wird im Körper in Fruchtzucker umgewandelt. Auch ähnliche Produkte meiden!

Kalorienzählen ist out

Legen Sie bei der Auswahl der Nahrungsmittel besser die glykämische Last zugrunde. Die glykämische Last berücksichtigt zum jeweiligen glykämischen Index (GI) auch die Kohlenhydratdichte der einzelnen Lebensmittel. Ein Nahrungsmittel mit niedriger glykämischer Last wird langsamer und darum länger verdaut, dadurch steigt der Blutzuckerspiegel nur langsam an. Das führt z. B. dazu, dass keine Heißhungergefühle entstehen. Hier einige Beispiele für Nahrungsmittel mit niedriger glykämischer Last: Artischocke, Aubergine, Avocado, Linsen etc.

Möglichst nie: Fett plus Alkohol

Wenn Alkohol, dann wirklich nur in Maßen. Kombinieren Sie Wein oder Bier nicht mit fetten Nahrungsmitteln. Gemeint sind tierische Nahrungsmittel mit hohem Triglyzeridgehalt. Wenn Alkohol

im Blutstrom zirkuliert, wird der Fettabbau quasi eingestellt und Fett vermehrt, vor allem in den Depots, gespeichert. Die Leber beschäftigt sich – so-
lange Alkohol im Blut kreist – ausschließlich mit dem Alkoholabbau, sodass Fette
in die Depots verschoben werden. Klüger
wäre es, zu einem Gläschen Wein z. B.
gedünsteten Fisch, Salate oder Gemüse
zu genießen.

Viel Wasser und Kräutertee trinken

Trinken Sie pro Tag ca. 2,5 Liter echte
Flüssigkeit: am besten eignen sich hier-
für z. B. Mineralwässer, reine Fruchtsäfte
und Kräutertees, gelegentlich auch ein
Kaffee, Espresso oder Cappuccino Italia-
no. Auf Getränke mit Sahne oder Schlag-
sahne sollten Sie allerdings verzichten.
Trinken Sie bitte auch unabhängig vom
Durstgefühl: Es wurde von Wissenschaftlern bei Untersuchungen des Ess-
und Trinkverhaltens von Menschen
festgestellt, dass das Durstgefühl häufig
mit Appetit verwechselt wird, und dass
dann gegessen statt getrunken wird.
Wenn Sie glauben, hungrig zu sein, trinken Sie erst einmal etwas. Sie werden
bald feststellen, dass Sie häufig gar nicht
„hungrig" waren, sondern nur Appetit
hatten!

Dinner Cancelling

„Und was, wenn ich mal wieder über
die Stränge geschlagen habe?" Dinner
Cancelling und Entlastungstage können
und sollten Sie immer dann einschieben,
wenn Sie das Bedürfnis danach haben.
Vielleicht schaffen Sie es ja hin und wieder, einen Fastentag pro Woche einzu-
legen. Wie das geht, wissen Sie ja nun!
Lassen Sie auch ohne vorherige „Sünde"
hin und wieder ein Abendessen bewusst
ausfallen: Die Abendmahlzeit ist die
Mahlzeit des Tages, die man getrost weg-
lassen lassen kann. Spätmahlzeiten sollte
es auf keinen Fall geben!

Tipp

**Wenn Sie immer wieder einmal ab
dem Mittagessen bis zum Frühstück
am nächsten Tag nichts mehr essen
und nur noch Wasser oder Tee trinken, tun Sie Ihre Gesundheit bereits
viel Gutes.**

Essen Sie nur, was Ihnen tatsächlich
schmeckt. Bei Mahlzeiten mit mehreren
Gängen oder bei Buffets sollten Sie nur
das essen, was Ihnen wirklich schmeckt
und das ist bestimmt nicht alles. Machen
Sie Pausen und achten Sie auf die Sätti-
gungssignale Ihres Körpers. Auch hier
gilt: Gewinn durch Verzicht. Reduzieren

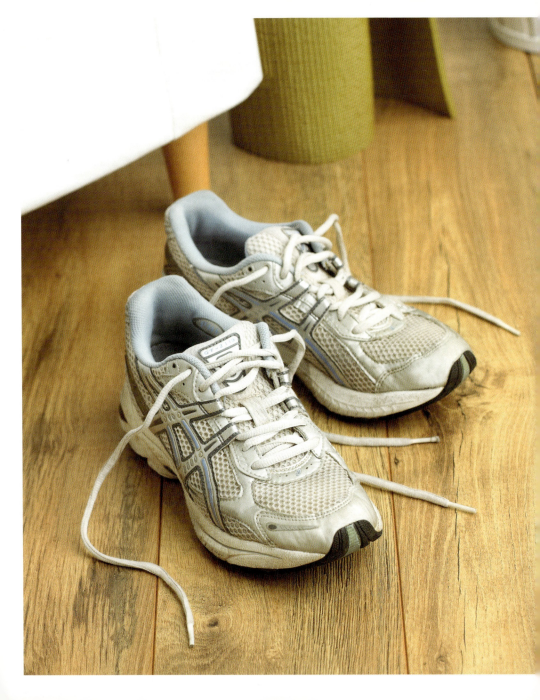

Sie Salz ein wenig, denn es bindet Wasser im Körper. Fünf Gramm pro Tag sind völlig ausreichend. Kochen und braten Sie mit weniger Hitze. Fette in der Pfanne sollten niemals „rauchen", die meisten Lebensmittel garen bei geringerer Hitze, als angenommen.

Auswärts essen

- Essen Sie kein Mehr-Gänge-Menü, nur weil alle anderen es tun.
- Fragen Sie sich „Worauf habe ich jetzt wirklich Appetit?"
- Wählen Sie als Vorspeise einen Salat und lassen das Brot mit Kräuterbutter links liegen (überhaupt sollte man das abends in Restaurants zur Wartezeit-Überbrückung gereichte Brot nicht mehr essen). In Suppen und Saucen verstecken sich häufig mehr als Kalorien und Glutamate (auch Hefeextrakt gehört dazu!).
- Achten Sie auf saisonale Angebote.
- Fast jede Speisekarte hat Rubriken wie „Für den kleinen Hunger", „Vegetarisches", oder stellen Sie sich Ihr Menü aus den Beilagen zusammen.
- Rechtfertigen Sie Ihre Wahl nicht.
- Auch beim kollegialen Stop am „Drive In" gibt es zum XXL-Burger-Menü eine Alternative wie Salat oder Wrap.

Vergessen Sie die Bewegung nicht!

Ganz wichtig ist regelmäßige und ausdauernde Bewegung. Nehmen Sie sich eine Sportart vor, die Ihnen wirklich Freude macht. Am besten geeignet sind Sportarten, die den ganzen Körper einbeziehen, zum Beispiel Schwimmen, Radfahren, Jogging oder Crosstrainer. Daneben gibt es eine große Auswahl im Fitness-Studio, unter Anleitung eines Krankengymnasten oder Sportlehrers oder im Sportverein. Auch Joggen, Golf, Tennis, Nordic Walking, Inlineskaten, Spinning usw. bis hin zum Turniertanz sind geeignet. Hauptsache, Sie bewegen sich regelmäßig und ausdauerfördernd – nur „anfallsweise" Sport bringt nichts.

Tipp

Wählen Sie Ihr persönliches Bewegungsprogramm so, dass es Ihren Neigungen und Ihrer Kondition entspricht und Sie es durchhalten können!

Wie sich das Buchinger-Heilfasten entwickelte

Vielleicht interessiert Sie auch ein kurzer Blick in die Geschichte dieser traditionsreichen Fastenmethode. Der Namensgeber der Methode, Dr. Otto Buchinger, erlebte die Heilkraft des Fastens intensiv am eigenen Leibe. Sein schweres Gelenkrheuma, das ihn zum Invaliden machte, wurde durch eine Fastenkur vollständig geheilt.

Wie alles begann

Dr. Otto Buchinger wurde am 16. Februar 1878 in Darmstadt geboren. Als Marinearzt war er in verschiedensten Ländern der Welt unterwegs. Dabei beschäftigte er sich intensiv mit der jeweiligen Landeskultur. Seine Erlebnisse, Erfahrungen sowie Behandlungen von Gesundheitsproblemen der ihm unterstellten Marinesoldaten (sowie auch als Chefarzt des Marinelazarettes Cuxhaven im Ersten Weltkrieg) führten dazu, dass er sich ernsthaft dem Nichtrauchen, der Bekämpfung des Alkoholmissbrauches sowie dem Vegetarismus zuwandte.

Dr. Otto Buchinger erkrankte am 30. September 1917 an einer lebensgefährlichen Mandelentzündung mit nachfolgender Blutvergiftung (Sepsis). Eine Heilung war damals unmöglich. Diese schwere Erkrankung hinterließ ein Gelenkrheuma, das ihn sozusagen zu einem behinderten Arzt machte. Er zog nach Witzenhausen/Werra um und war dort als Dozent für Tropenhygiene tätig (als quasi invalider Arzt). Zusätzlich baute er sich eine homöopathische Landarztpraxis auf.

Im Sommer 1919 fastete er zum ersten Mal. Am 19./20. Tag brach er das Fasten ab, weil im unwohl und sein Gesamtzustand nicht gut war. Bei seinen Patienten hatte er so eine Fastenkrise noch nie erlebt. Nach dieser Fastenzeit waren seine dem Rheuma zuzuschreibenden Gebrechen komplett geheilt. Er war nun kein Invalide mehr. Nach einem zweiten

Fasten 1926 in Dresden verschwand auch ein chronisches Leberleiden.

Am 4. Juli 1920 machten dann die ersten Patienten in Witzenhausen eine Fastenkur im Privathaus der Buchinger-Familie.

Das markierte den Beginn der „Klinik Dr. Buchinger" – am Anfang noch als „Sanatorium" bezeichnet. Ende 1935 erschien die erste Auflage seines Klassikers „Das Heilfasten und seine Hilfsmethoden".

Die Klinik in Bad Pyrmont entsteht

1935 kaufen Buchingers ein Haus mit Grundstück in Bad Pyrmont. Der Wegzug von Witzenhausen war wegen Schwierigkeiten mit den Nationalsozialisten unumgänglich. Die Eröffnung der Klinik Dr. Buchinger in Bad Pyrmont Anfang 1936 sowie danach der Erwerb weiterer Häuser in direkter Nachbarschaft geschahen aufgrund des hervorragenden Rufes Bad Pyrmonts als „Heilbad".

Im Oktober 1938 begannen erneute Schwierigkeiten mit den Nationalsozialisten, nun aber in Bad Pyrmont. Dr. Otto Buchinger war ein religiös geprägter „Freigeist", die „Umtriebe" der Nazis waren ihm zutiefst suspekt. Hinzu kam, dass seine Frau – Elisabeth Buchinger, geb. Sander – nicht rein arisch war. Die „Machthaber" ließen die Buchinger-Familie beobachten und überwachen.

Es folgten mehrere Verhöre und Anklage wegen „standeswidrigen" Benehmens über insgesamt zwei Instanzen. Auf Fragen, wer ihm denn zu solchem Verhalten geraten habe bzw. woher diese Einstellung Juden gegenüber käme, antwortete Otto Buchinger stets: „Gott und mein Gewissen."

Nach dem Zweiten Weltkrieg und vielen Problemen unter der Naziherrschaft dann Rückübereignung der Pyrmonter Häuser. 1946 kam Buchingers Sohn (Dr. Otto Buchinger II.) nach seiner Flucht aus englischer Kriegsgefangenschaft zurück nach Bad Pyrmont. In den Folgejahren wurde er zum Nachfolger seines Vaters aufgebaut.

1953 eröffnete der Schwager Dr. Otto Buchingers II. – der Kaufmann Helmuth Philipp Wilhelmi – in Überlingen/Bodensee seine Klinik. Dr. Otto Buchinger I. –

mittlerweile Ehrenbürger Bad Pyrmonts – siedelte nach Überlingen um, in dem beruhigenden Wissen, dass sein Sohn nun die Führung der Pyrmonter Klinik als sein ausdrücklich bestellter Nachfolger der Buchinger-Methode und -Tradition bestens fortführte. Am 16. April 1966 verstarb Dr. Otto Buchinger I. im 88. Lebensjahr an seinem Altersruhesitz in Überlingen.

1975 erhielt Dr. Otto Buchinger II. für sein umfangreiches ärztliches Wirken und für seine Verdienste auch um die Kommunalpolitik das Bundesverdienstkreuz. Den niedersächsischen Verdienstorden erhielt Dr. Otto Buchinger II. wegen seiner Lebensverdienste zu seinem 90. Geburtstag am 19.3.2003. Im Mai 2003 verstarb Dr. Otto Buchinger II. im 90. Lebensjahr in Bad Pyrmont.

Im Januar 1996 übernahmen Dr. Andreas Buchinger und seine Frau Evelyn das Bad-Pyrmonter-Klinik-Stammhaus zusammen mit der Buchinger-Tradition.

Service

Zum Weiterlesen

Brantschen N. **Fasten neu erleben.** Warum, wie, wozu? Freiburg: Herder; 2006

Buchinger O. **Das Heilfasten und seine Hilfsmethoden als biologischer Weg.** 24. Aufl. Stuttgart: Hippokrates; 2005

Denby N, Weinberger R. **Die GL-Diät: „GI war gestern: Klüger abnehmen mit der Glykämischen Last".** Goldmann; 2007

Kuhn C. **Heilfasten.** Heilsame Erfahrung für Körper und Seele. Books on Demand; 2008

Lischka E, Lischka N. **Lebenslust durch Fasten.** Donauwörth: Ludwig Auer; 2005

Lützner H, Million H. **Richtig essen nach dem Fasten.** München: Gräfe & Unzer; 2008

Mangiameli F, Worm N, Knauer A. **LOGI-Guide: Tabellen mit über 500 Lebensmitteln bewertet nach ihrem Glykämischen Index und ihrer Glykämischen Last.** Lünen: Systemed; 2011

Stange R, Leitzmann C (Hrsg.). **Ernährung und Fasten als Therapie.** Berlin: Springer; 2010

Wilhelmi de Toledo F, Hohler H. **Buchinger Heilfasten: Die Original-Methode.** Das Fastenprogramm für zu Hause; Essen nach dem Fasten. Stuttgart: TRIAS; 2010

Adressen, Links und interessante Studien

Klinik Dr. Otto Buchinger
Forstweg 39
31812 Bad Pyrmont
Tel.: 05281/16 60
E-Mail: sekretariat@buchinger.de
Internet: www.buchinger.de

Fastenfreunde der originalen Fastenmethode nach Buchinger haben ein eige-
nes Portal, auf dem Sie nicht nur Informa-
tionen zum Fasten, sondern auch
Fastenleiter, Kliniken, Fastenwandern,
Fastenkurse etc. finden.
www.d-f-a.de

Es gibt eine **Ärztegesellschaft Heilfasten
und Ernährung e.V.** auf deren Internetseiten Sie u.a. eine Klinikliste finden:
www.aerztegesellschaftheilfasten.de

Auf den Internetseiten der **Vereine für
unabhängige Gesundheitsberatung
(UGB)** finden Sie umfangreiche Infor-
mationen u.a. zu den Themen gesunde
Ernährung und Fasten:
www.ugb.de

Fasten, das methodisch richtig durchgeführt wird und mit einem angepassten
Bewegungsprogramm kombiniert ist,
führt zu mehr Muskelkraft und höherer
Leistung des Herzmuskels. Das zeigte
die Untersuchung von:
Steiniger J, Schneider A, Bergmann S,
Boschmann M, Janietz K: **Einfluss von
therapeutischem Fasten und Ausdauertraining auf den Energiestoffwechsel
und die körperliche Leistungsfähigkeit
Adipöser.** Forschende Komplementär-
medizin 16 (6): 383–390, 2009

Zu viele Kohlenhydrate in unserer Ernährung scheinen Krankheiten und raschere
Alterung zu beschleunigen. Geht man
dagegen sparsam mit rasch mobilisier-
baren Kohlenhydraten (wie Zucker und
Weißmehl) um, bleibt man länger gesund
und altert langsamer – so die Folgerung
aus der Studie von:
Valter D. Longo, Luigi Fontana, Linda
Partridge, **Extending Healthy Life Span –
From Yeast to Humans**, Science 16 April
2010: Vol. 328 no. 5976 pp. 321–326

Die klinische Erfahrung zeigt, dass
das Fasten – gefolgt von vegetarischer
Ernährung – Patienten mit rheumatoider
Arthritis helfen kann. So das Fazit einer
Literaturübersicht. Weitere modern
durchgeführte Langzeitstudien sind
notwendig, um diese Auffassung zu
bestätigen.

Register

SERVICE

Liebe Leserin, lieber Leser,

hat Ihnen dieses Buch weitergeholfen? Für Anregungen, Kritik, aber auch für Lob sind wir offen. So können wir in Zukunft noch besser auf Ihre Wünsche eingehen. Schreiben Sie uns, denn Ihre Meinung zählt!

Ihr TRIAS Verlag
E-Mail-Leserservice: heike.schmid@medizinverlage.de
Lektorat TRIAS Verlag, Postfach 30 05 04, 70445 Stuttgart, Fax: 0711 / 89 31-748

Bibliografische Information der Deutschen Nationalbibliothek
Die Deutsche Nationalbibliothek verzeichnet diese Publikation in der Deutschen Nationalbibliografie; detaillierte bibliografische Daten sind im Internet über http://dnb.d-nb.de abrufbar.

Programmplanung: Uta Spieldiener

Redaktion: Anne Bleick
Bildredaktion: Christoph Frick, Anne Bleick

Umschlaggestaltung und Layout: CYCLUS Visuelle Kommunikation, Stuttgart

Bildnachweis:
Umschlagmotiv: Meike Bergmann, Berlin
Innenteil: Meike Bergmann, Berlin

Leider konnten wir nicht alle Rechteinhaber erreichen. Berechtigte Ansprüche werden abgegolten.

3. komplett überarbeitete Auflage 2013

© 2000, 2013 TRIAS Verlag in MVS Medizinverlage Stuttgart GmbH & Co. KG Oswald-Hesse-Straße 50, 70469 Stuttgart

Printed in Germany

Satz und Repro: kaltner verlagsmedien GmbH, Bobingen
gesetzt in: InDesign CS5
Druck: AZ Druck und Datentechnik GmbH, Kempten

Gedruckt auf chlorfrei gebleichtem Papier

ISBN 978-3-8304-6697-0

Auch erhältlich als E-Book:
eISBN (PDF) 978-3-8304-6698-7
eISBN (ePub) 978-3-8304-6699-4

3 4 5 6

Besuchen Sie uns auf facebook!
**www.facebook.com/
gesundeernaehrungtrias**

Liebe Leserin, lieber Leser,

Sie halten ein Buch mit der Kennzeichnung „Das Original von TRIAS" in den Händen – und fragen sich vielleicht, was das bedeutet?

Der TRIAS Verlag legt großen ert darauf, gemeinsam mit seinen Autorinnen und Autoren „Original-Methoden" zu entwickeln, die einzigartig sind und die von uns erstmals publiziert werden. Seit der Erstveröffentlichung des Buches, das Sie in Händen halten, haben Verlag und Autor kontinuierlich an diesen speziell für unseren Verlag entwickelten Inhalten und der Erweiterung dieser „Original-Methode" gearbeitet.

Mit unseren „Original-Methoden"-Büchern liegen Sie immer richtig – es sind allesamt Erfolgstitel im TRIAS Programm. Für das Vertrauen, das Sie uns schenken, bedanken wir uns bei dieser Gelegenheit sehr herzlich.

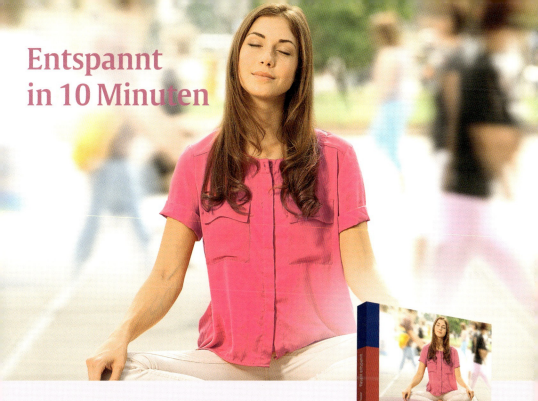

Entspannt in 10 Minuten

Genießen und einen Beitrag zu mehr Nachhaltigkeit leisten...

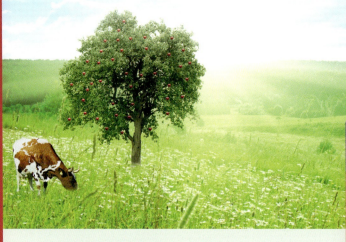

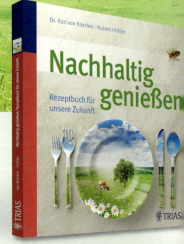

‣ ÖKOLOGISCH – GESUND – LECKER

Geht das wirklich: „Genießen und dabei einen Beitrag zu mehr Nachhaltigkeit leisten"? Karl von Koerber – der langjährige Nachhaltigkeitsdenker in Sachen Ernährung – zeigt, wie leicht das sein kann. Entdecken Sie einfache Wege zu nachhaltigem Einkauf und Kochen. Dazu gibt es über 100 Rezepte von Hubert Hohler – inspirierend, köstlich und mit regionalen Zutaten.

von Koerber/Hohler
**Nachhaltig genießen –
Rezeptbuch für unsere Zukunft**
€ 19,99 [D] / € 20,60 [A] / CHF 28,–
ISBN 978-3-8304-6053-4

Titel auch als E-Book